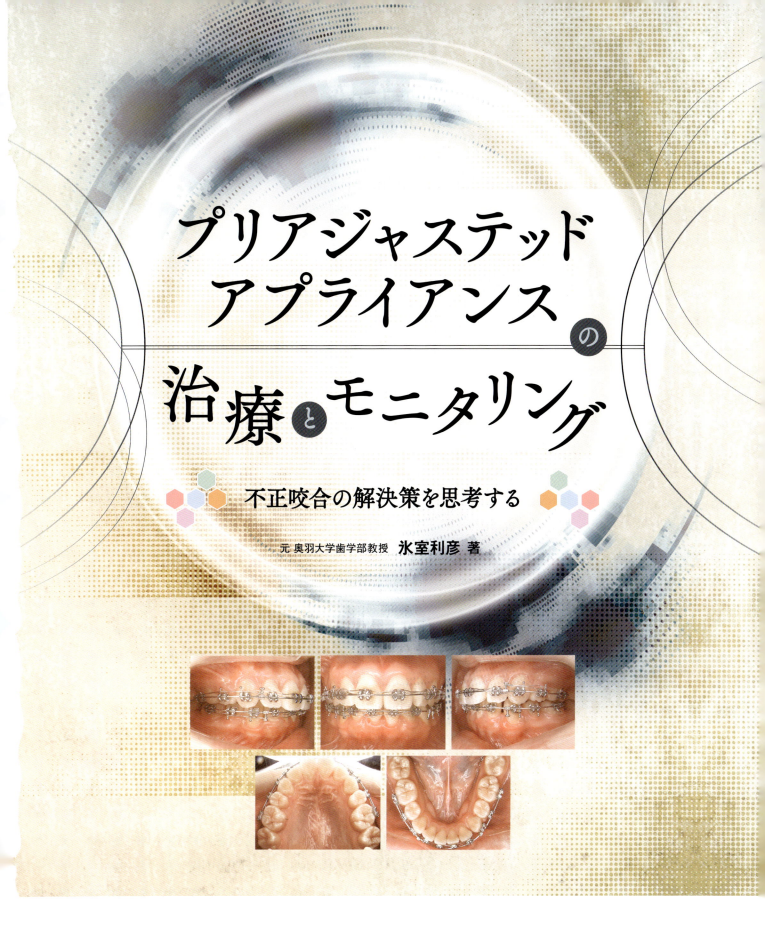

プリアジャステッドアプライアンスの治療とモニタリング

不正咬合の解決策を思考する

元 奥羽大学歯学部教授　氷室利彦　著

クインテッセンス出版株式会社　2019

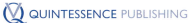

Berlin, Barcelona, Chicago, Istanbul, London, Milan, Moscow, New Delhi, Paris, Prague, São Paulo, Seoul, Singapore, Tokyo, Warsaw

序

　筆者は生来の怠け者である．歯科矯正学を学び治療にたずさわるようになってから，不器用なことも加わり，思い通りに歯が動かない状況に何度も何度もつまずき，そのたびにもがき苦しんできた．かといって，良い治療結果を求めてコツコツ努力を重ねていくタイプではなく，労せず簡単に良い結果を得るためにはどうすべきか，と常に不埒なことを模索してきたように思う．

　臨床に悩んでいたときに出会ったのが，McLaughlin と Bennett による JCO の一連の論文である．それらには，スタンダードブラケットを使ったエッジワイズ装置の欠点が明確に記載され，問題を解決する方法が記されていた．SWA を使っていたものの，思わしい結果が得られず手探りで苦慮していた当時，矯正歯科臨床へのあらたな希望が見えた瞬間であった．

　以来，20年以上にわたり McLaughlin らの治療システムを学び続けているが，我が国ではプリアジャステッドアプライアンスへの理解が進んでいないことに驚いている．普及しない最も大きな理由は，大学卒業後の研修機関での教育が影響していると思われる．プリアジャステッドアプライアンスは，大量生産時代のビジネスモデルとして既製の定型的ブラケットを使用するため，このことが多くの専門家に多大な誤解を招く一因となっているのではないかと思う．

　しかし MBT™ システムは，ブラケットの多機能性によってさまざまな不正咬合の症例に個別的対応が可能で，今後もしばらく揺るぎのない安定した治療手法であり続ける，と確信している．生体の反応をじっくり観察しながら，ブラケットの「あそび」，ワイヤーの「弱い力」と「リバウンド効果」などプリアジャステッドアプライアンスの特徴をうまく利用して治療を進めることが要点である．

　本書では，とくに歯列弓形状の観点から，治療アルゴリズムを思考し，上下顎犬歯の Class I 関係達成の重要性について解説した．筆者の学びと経験の集大成である．より即応的かつ透明性のある医療が求められている現在，読んでくださった先生方の臨床の一助になってくれることを願う．

　最後に，筆者の矯正歯科臨床に多大な示唆を与えてくれた McLaughlin 先生，古賀正忠先生，および在職中に MBT™ システムをともに研究した奥羽大学歯学部歯科矯正学分野の先生方，筆者の MBT™ システムの講演会およびセミナーを通じお世話になった各位に深く感謝申し上げます．

令和元年 5 月

氷室 利彦

CONTENTS

Chapter 1　わたしの考え方

1 - 1　物事は連続しない／10
- 1　スタンダードエッジワイズ法の「スタンダード」はどう理解されているか ……… 10
- 2　プリアジャステッドアプライアンス（MBT™ システム）は
スタンダードエッジワイズ法の延長線上にはない ……… 11
- 3　スタンダードエッジワイズ法とプリアジャステッド
アプライアンス（MBT™ システム）の比較 ……… 12
- 4　スタンダードエッジワイズ法の常識はプリアジャステッド
アプライアンス（MBT™ システム）での非常識 ……… 12

1 - 2　レスポンスベースドオーソドンティクス／14
- 1　患者の生体反応に応じて歯を制御する ……… 14
- 2　咬合異常は生体の順応を表している ……… 14
- 3　デンタルコンペンセーション ……… 15
- 4　ワイヤーのリバウンドを利用する ……… 16
- 5　症例 ……… 17

Chapter 2　プリアジャステッドアプライアンスを理解する

2 - 1　スタンダードエッジワイズ装置からプリアジャステッドシステムへの道程／22
- 1　エッジワイズ法の発展 ……… 22

2 - 2　Andrews のイノベーション／28
- 1　Andrews の 5 つの研究課題 ……… 28
- 2　Andrews のもう一つの偉業 ……… 32

2 - 3　最適な咬合と比較した Straight-Wire® Appliance と MBT™ システムのプリスクリプション／34
- 1　Straight-Wire® Appliance は前歯にティップを付加していた ……… 34
- 2　MBT™ システムにはトルク量が追加されている ……… 37

2 - 4　プリアジャステッドアプライアンスの特徴／38
- 1　プリアジャステッドアプライアンスとアルゴリズム ……… 38
- 2　Straight-Wire® Appliance と MBT™ システムのプリスクリプションの比較 ……… 39

2 - 5　歯列弓形状は前歯部で決まる／42
- 1　歯列弓を取り巻く環境的要因 ……… 42

2　歯列弓形状は前歯部で決定される ……………………………………………………… 43
　3　MBT™システムが歯列弓形状に与える影響と歯の排列に必要な処置 ……………… 44

Chapter 3　プリアジャステッドアプライアンスの基本

3-1　プリアジャステッドアプライアンス(MBT™システム)の歴史／48
　1　新しい治療概念 ………………………………………………………………………… 48
　2　プリアジャステッドアプライアンスの再検討 ……………………………………… 50

3-2　プリアジャステッドアプライアンス(MBT™システム)の基礎知識／52
　1　MBT™システムのフィロソフィー …………………………………………………… 52
　2　MBT™システムの基本手技 …………………………………………………………… 61
　3　学ぶべきは治療アルゴリズムと治療メカニクスにある …………………………… 62
　4　水平面で近遠心的関係を判断する …………………………………………………… 64
　5　診療のたびに口腔内写真を撮影する(目標を行動で表す) ………………………… 65

3-3　MBT™システムにおけるプリスクリプションの変遷と妥当性／66
　1　ティップおよびトルク量の妥当性 …………………………………………………… 66
　2　ティップ量の修正 ……………………………………………………………………… 67
　3　下顎切歯のトルク ……………………………………………………………………… 68

3-4　レベリング・アライニング／70
　1　レベリング・アライニングの位置づけ ……………………………………………… 70
　2　レベリング・アライニングの目標 …………………………………………………… 71
　3　レベリング・アライニングでの問題 ………………………………………………… 73

3-5　オーバーバイトコントロールとオーバージェットリダクション／80
　1　オーバーバイトコントロール ………………………………………………………… 80
　2　オーバージェットリダクション ……………………………………………………… 82
　3　症例 ……………………………………………………………………………………… 82

3-6　空隙閉鎖とスライディングメカニクス／84
　1　アクティブタイバックによる矯正力の減衰とスライディングメカニクス ……… 84
　2　スライディングメカニクスを阻害する要因 ………………………………………… 86
　3　グループ移動 …………………………………………………………………………… 87

3-7　フィニッシング・細部調整／88
　1　歯の大きさの問題と歯の排列 ………………………………………………………… 88

CONTENTS

  2 セトリング ……………………………………………………………………………… 90
  3 保定終了までの手続き ………………………………………………………………… 90
  4 症例 ……………………………………………………………………………………… 90

Chapter 4   診断と治療計画

4-1 治療ゴールに至るアルゴリズム／94
  1 上下顎歯の近遠心的関係によるカテゴリー分類 …………………………………… 94

4-2 ブラケットの選択と歯の制御／100
  1 上顎 ……………………………………………………………………………………… 100
  2 下顎 ……………………………………………………………………………………… 104

4-3 ブラケットの位置づけとヒューマンエラー／106
  1 ブラケット位置づけのエラー ………………………………………………………… 106
  2 ブラケットの位置づけ ………………………………………………………………… 107
  3 インダイレクトボンディング法 ……………………………………………………… 108

4-4 アーチフォームの選択／110
  1 アーチフォームの個別化 ……………………………………………………………… 110
  2 MBT™ システムのアーチフォーム …………………………………………………… 111
  3 歯列弓の形状からみた日本人のアーチフォーム …………………………………… 114

4-5 上下顎歯列弓の近遠心的評価／118
  1 切歯関係の分類 ………………………………………………………………………… 118
  2 犬歯関係の分類 ………………………………………………………………………… 120
  3 大臼歯関係の分類 ……………………………………………………………………… 122

4-6 Dental VTO／124
  1 Dental VTO のとは ……………………………………………………………………… 124
  2 Dental VTO の手順 ……………………………………………………………………… 128
  3 症例 ……………………………………………………………………………………… 132

4-7 ボルトン分析／138
  1 歯の大きさの不調和による問題 ……………………………………………………… 138
  2 上下顎の歯冠近遠心幅径の不調和を知る …………………………………………… 139
  3 上下顎のうち大きいほうの歯群を削合する ………………………………………… 140
  4 ボルトン分析と前歯の制御 …………………………………………………………… 140

CONTENTS

  5 症例 ……………………………………………………………………………… 142

Chapter 5   治療を管理する

5-1 コミュニケーションツールによる治療のモニタリングと評価／148
- 1 治療をモニタリングする意義 …………………………………………… 148
- 2 写真データを管理する新しいクラウドサービス ……………………… 149
- 3 新しい診療の進め方 ……………………………………………………… 152
- 4 治療経過をモニタリングして治療ゴールに向かう …………………… 152
- 5 患者中心の医療と患者エンゲージメント ……………………………… 154

5-2 問題を見つける／156
- 1 治療前にう蝕や歯肉炎を見つける ……………………………………… 156
- 2 ブラケット周囲の余剰レジンと歯石を見つける ……………………… 157
- 3 ブラケットの位置修正と形態修正 ……………………………………… 157
- 4 トルクの制御と修正 ……………………………………………………… 158
- 5 アーチワイヤーの拡大変形と歯列弓形態の拡大 ……………………… 160
- 6 抜歯手順の誤りと犬歯関係の是正 ……………………………………… 161

5-3 症例を思考する／162
- 1 治療の概要 ………………………………………………………………… 162
- 2 治療方針の要点 …………………………………………………………… 168

コラム

「良い道具をそろえても結果は使い方次第」 ───────────── 27
「プリアジャステッドアプライアンスの特性と限界」 ───────── 41
「McLaughlin Bennett 5.0システムとは」 ──────────────── 69
「犬歯関係の評価と治療計画のオプション」 ──────────── 123
「MBT™ システムの治療アウトカム」 ───────────────── 145
「ビッグデータの機械学習による診断支援に備える」 ──────── 155

索引 ………………………………………………………………………………… 172

Chapter 1

わたしの考え方

1-1 物事は連続しない

Introduction　すべての物事に「基礎」があり大切であることはいうまでもない．プリアジャステッドアプライアンスが世界的に受け入れられている現在，エッジワイズ法の基礎は何かということをしっかり考えなければならない．本書では，プリアジャステッドアプライアンス（MBT™ システム：3M ヘルスケア，東京）を例に解説したい．

1　スタンダードエッジワイズ法の「スタンダード」はどう理解されているか

　大学を卒業して数年が過ぎ矯正歯科治療の全体が見え始めたころ，他大学の教授の臨床に接する機会があり，その教授から臨床のテクニックを尋ねられた．「スタンダードエッジワイズです」と応えたところ"スタンダードエッジワイズ"という用語はない」と強くお叱りを受けた．所属していた歯科矯正学講座の内外では"スタンダードエッジワイズ法"とふつうに呼称していたので大変驚かされた．

　その教授は，いわゆるスタンダードエッジワイズブラケットを使用したブラケットが矯正歯科治療の"標準のブラケット"ではないと言いたかったのだと後年理解した．たしかに「スタンダード」は他と比較した「標準」や「規準」の意味があり，アーチワイヤーにさまざまな屈曲を付与するエッジワイズ法が"スタンダードエッジワイズ法"とするには違和感が生じる．スタンダードエッジワイズ法の定義は不明瞭であるが，アーチワイヤーを収容するスロットが歯面に対して 90°となるように設計されたエッジワイズブラケットを使用するマルチブラケット法と考えられる．当時，広く使用されていたティップ 0°，歯面に対してスロットが 90°となるエッジワイズブラケットを使用するエッジワイズ法をスタンダードエッジワイズと呼称していたに過ぎない．スタンダードエッジワイズ法という呼称は，現在に至っても標準的エッジワイズ法であるとの誤解を生じさせているに違いない．スタンダードエッジワイズブラケットはベースに対してスロットが直角になっていることから，ブラケット，チューブがバンドやダイレクトボンディングによって歯面に装着された後に，アーチワイヤーに 1st オーダーベンド，2nd オーダーベンド，3rd オーダーベンドや目的に応じてクロージングループ，オメガループを付与する必要があった．アーチワイヤーに付与するこれらの三次元的屈曲には熟練が必要で，アーチワイヤーを屈曲できることに専門性があると錯覚した．しかし，スタンダードエッジワイズ法はワイヤーサイズの変更の際のアーチワイヤー形状の再現性がきわめて低く，標準的治療法としての技術的根拠に乏しいといわざるを得ない．

2 プリアジャステッドアプライアンス（MBT™ システム）はスタンダードエッジワイズ法の延長線上にはない

　一般に物事は，連続すると思われているが，必ずしもそうとはいえない．新しい治療技術が突然現れたりする．いわゆるスタンダードエッジワイズ法とプリアジャステッドアプライアンス（MBT™ システム）との関係も似ている（図1-1-1）．

　MBT ブラケットを用いた MBT™ システムは，プリアジャステッド法の標準的プリスクリプション（ブラケットに付与されるティップ tip，トルク torque）を有していることに疑いはない．そのブラケットをどのように選択し，どのようなアルゴリズム（治療手順）を適用するかが臨床的に重要である．

　MBT™ システムは，ブラケットに妥当性のあるプリスクリプションが付与されているだけでなく，空隙閉鎖時にスライディングメカニクスを適用する点において，スタンダードエッジワイズ法の延長線上にはない．したがって，スタンダードエッジワイズ法の手法をそのまま MBT™ システムに応用するのは根本的に間違っている．

　スロットが.022のブラケットに対する偏見は，.018スロットのブラケットを長年使用してきた経験者に多い．スロットが.018のブラケットの場合，.022と比較してスロットサイズが小さいのでアーチワイヤーに付与する形状の精度がより求められる．適切にアーチワイヤーが屈曲されていない場合，追加的に 1 st，2 nd，3 rd オーダーの屈曲をアーチワイヤーに加えなければならない．そこでアーチワイヤーに屈曲を付与することが多くなり，.022スロットを使用した場合にアーチワイヤーへの屈曲を想定し強い力になると誤解することが多いと思われる．

　しかし，スロットが.022の場合，スロット内でのアーチワイヤーのあそびが望ましい効果を産むことがわかっており，アーチワイヤーに追加的屈曲を入れることは非常に少ない．

スタンダードエッジワイズ法とプリアジャステッドアプライアンス（MBT™ システム）の関係

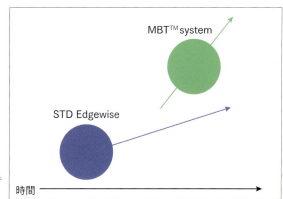

図1-1-1　プリアジャステッドアプライアンス（MBT™ システム）はスタンダードエッジワイズ法の延長線上にはない．

Chapter1　わたしの考え方

3　スタンダードエッジワイズ法とプリアジャステッドアプライアンス（MBT™ システム）の比較

　スタンダードエッジワイズ法とプリアジャステッドアプライアンス（MBT™ システム）の違いは，空隙閉鎖に大きく現れる．スタンダードエッジワイズ法では，クロージングループを形成しそれを活性化することでクロージングループ内で空隙が閉鎖される．したがってクロージングループで抜歯空隙を閉鎖する場合，ブラケットスロットとアーチワイヤーは摩擦でしっかり保持される必要があった．言い換えれば，スタンダードエッジワイズ法ではスロット内でのワイヤーの摩擦抵抗に注意する必要がなかった．クロージングループの活性化量は，クロージングループの離開量で視覚的に確認できる利点があった（⇒表3-6-1参照）．
　一方，MBT™ システムではスライディングメカニズムで空隙を閉鎖する．活性化量は，アクティブタイバックのモジュールを伸ばした長さで確認する．MBT™ システムにおけるスライディングメカニクスの場合，側方歯とアーチワイヤーとの摩擦抵抗を小さくしないと矯正力が増加する．MBT™ システムが効率よく働くためには，側方歯スロット内での摩擦をどのように軽減するかが重要となった．つまり空隙閉鎖の前には個々の歯を十分にレベリング・アライニングして，叢生を解消する必要が生じた．治療初期のレベリング・アライニングにこそ細心の注意を払う必要があり，歯冠の移動ではなく歯根の制御に注意しなければならない．前歯の排列では，歯槽骨内での歯根を収容するハウジングの問題があり（**図1-1-2**），側方歯では歯冠の近心傾斜を防止し歯根を遠心に移動させることの理解が必要である．

4　スタンダードエッジワイズ法の常識はプリアジャステッドアプライアンス（MBT™ システム）での非常識

　多くの臨床上の問題は，矯正歯科治療における固定に関する考え方に影響を受ける．矯正歯科治療の方法論は，大学などでの研修施設の教育に大きく影響され，最初に学ぶのが加強固定や準備固定の概念である．歯列に非対称性がある場合，最初に加強固定としてトランスパラタルアーチを装着すると，非対称性を是正しないまま治療が進んでしまう（**図1-1-3**）．より詳細なアルゴリズム（治療手順）についての問題意識が低かった．MBT™ システムでは，Dental VTO を利用し正中線と左右側の歯列弓を水平面上で表し，歯の移動を数量（値）的に計画する．同時にアルゴリズムが検討される．また，ティップバックベンドは上顎切歯の遠心移動に際して固定として機能する臼歯群の固定の保護を目的としている．こうした措置を指向するのは，クロージングループによる空隙閉鎖で比較的大きな矯正力が適用されていたために，臼歯群が近心に傾斜した経験があったからである．そこで，矯正歯科医は治療計画の最初に準備固定や加強固定の概念に基づいて固定の方法を考える．この処

1-1 物事は連続しない

前歯部叢生症例の CBCT 画像

図1-1-2 叢生を改善するために，小臼歯（黒）を抜去して上下顎左右側の犬歯を遠心に移動させる．このとき犬歯歯冠部が遠心傾斜したに過ぎない場合，見かけ上の犬歯間の空隙（赤線）は増加する．しかし根尖部（水色矢印）が十分遠心に移動しないと切歯を収容する歯槽部の大きさが変わらないので，切歯は唇側に傾斜せざるを得なくなる．

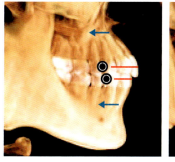
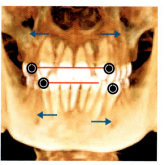

臨床的問題と治療手順の検討

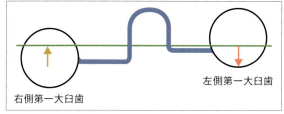

図1-1-3 非対称性の上顎歯列弓に装着された加強固定装置の問題．

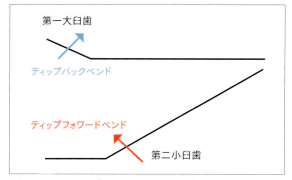

図1-1-4 ティップバックベンドの副作用．

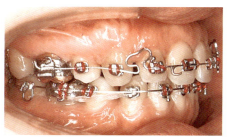
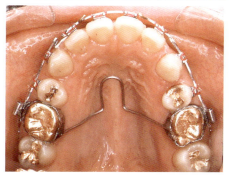

図1-1-5 上顎第二小臼歯の軽度な近心傾斜による Class II 関係：クロージングループによる空隙閉鎖で比較的強い力が適用されている．

置は新たな問題を起こした．

　たとえば第一小臼歯を抜去し，トランスパラタルアーチを装着して第一大臼歯にティップバックベンドを付与すると，第二小臼歯にはティップフォワードベンドとして作用する（**図1-1-4**）．ブラケットスロットが .018 のシングルブラケットを側方歯に使用した症例でよく経験した問題である（**図1-1-5**）．MBT™ システムでは，アーチワイヤーは平坦な形状で，スライディングメカニクスに悪影響を及ぼすのでティップバックベンドを付与することはない．また，治療段階での達成すべき目標が明確である．

参考文献
1）氷室利彦：MBT system を使用して．東北矯歯誌 11：17-19，2003.

1-2 レスポンスベースドオーソドンティクス

Introduction

本項を始めるにあたり，この言葉を引用させていただく．"一人ひとりの人間は違う．病を治すのではなく，身体の声を聞きながら治めるということだと思う"（『きょう一日。非常時を生き抜く究極の五木メソッド55』徳間書店，五木寛之）．

プリアジャステッドアプライアンスによる変化は，ほとんど歯の位置とその周囲組織に起きるので，治療効果を最大化しかつ副作用を最小化して問題解決するためには，患者の多様性と特性を理解し，患者の生体反応に基づいたレスポンスベースドオーソドンティクス（response-based orthodontics）を重視すべきである．

1　患者の生体反応に応じて歯を制御する

一般に診断的治療を避けなければならないが，矯正歯科治療は診断的治療の意味合いをもっている．診断的治療は，症状の原因が明らかでないときに，治療経過を観察して治療効果があればその疾患と診断することをいう．不正咬合は，遺伝的要因と環境的要因が成長発育過程で相互に影響し合って表現され，さらに年齢，性差によって矯正歯科治療に対する生体反応が異なるので要因が複雑である．このため矯正歯科治療は，不正咬合の複雑な要因を追求して進める原理解明の科学というよりも問題解決の科学[1]として発展してきた．

MBT™システムブラケットの多機能性[2]（⇒表3-2-2参照）は，ブラケットのティップを変えずにトルクを制御するもので，治療過程で発生するトルクの問題をアーチワイヤー自体にトルクを付与しないで解決する．この意味で，MBT™システムのブラケットの多機能性は，個体の多様な生体反応に対応するためのレスポンスベースドオーソドンティクスの特徴といえる．

2　咬合異常は生体の順応を表している

咬合異常は，さまざまな問題に対して個体が形態的，機能的に順応し，歯とその周囲組織が環境に最大限最適化された状態にある．治療後の咬合の安定は，生体が順応しているこの近傍にあるはずである．プリアジャステッドアプライアンスによる変化は，ほとんど歯の位置とその周囲組織に起きるので，歯の移動には限界があり，歯を生理的に無理なく制御する必要がある．矯正歯科治療は，その範囲内で咬

1-2 レスポンスベースドオーソドンティクス

ブラックトライアングル

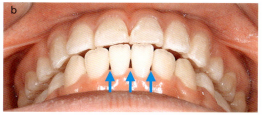

図1-2-1 矯正歯科治療後にみられた上下顎切歯の隣接面の空隙.

合を形成することにほかならない．大きな歯の移動は避ける必要がある．

　矯正歯科治療においては，患者の特性と生体反応，歯の局所的環境の制限について着目すべきである．たとえば側方歯がClass I関係で前歯部叢生の多くは，切歯の歯冠近遠心幅径が大きかったり形態が三角形であったりすることの問題に適応するために歯が重なり合っている．叢生を解消するために前歯は形態の審美性の面から抜去できないので，第一小臼歯を抜去し前歯部の排列に必要な空隙を確保する．犬歯を後方に移動させるのには，その結果生じた前歯部の空隙を利用して切歯を無理なく整列させる意図がある．このとき上顎切歯が唇側傾斜してしまうと，見かけ上の前歯部空隙が増加して，犬歯の遠心移動が不十分のまま治療を進めてしまう．

　治療前に叢生と切歯の前突を示した症例で，切歯が歯列内に排列された後，切歯形態の問題に起因してしばしば切歯間にブラックトライアングル[3]という空隙が現れる（図1-2-1）．治療前の歯列は，個体内で最適化した状態を示していたのである．この症例のように歯の形態の問題が治療終了時に発生したときは，ボルトン分析（⇒4-7を参照）を参考にストリッピングによって上下切歯の大きさの調和を図り細部調整することになる．

3　デンタルコンペンセーション

　デンタルコンペンセーション[4]は，骨格性要因に対する歯列の順応を示す現象として知られてきた．骨格性要因が強い場合，歯列内外の軟組織圧のバランスが崩れて，前歯や臼歯の歯軸が補償的に変化する．

15

Chapter1　わたしの考え方

デンタルコンペンセーション

〈Class Ⅱ div.1〉　　　〈Class Ⅱ div.2〉　　　〈Class Ⅲ〉

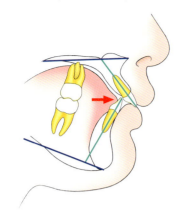 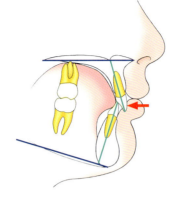 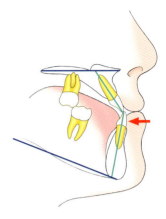

図1-2-2　上顎中切歯の唇側傾斜を示している．

図1-2-3　下唇ラインが上方で上顎中切歯の舌側傾斜を引き起こす．

図1-2-4　上顎中切歯の唇側傾斜と下顎中切歯の舌側傾斜を示す．

　Class Ⅱ div. 1 では，オーバージェットが大きく，上顎中切歯は唇側傾斜しているが正常な傾斜度の場合もある．オーバーバイトは通常深い（図1-2-2）．

　Class Ⅱ div. 2 では，Class Ⅱ に分類されているものの，それらの病因は異なっている（図1-2-3）．

　Class Ⅱ div. 1 の多くは下顎の劣成長によって上顎前突を呈し，無力性口唇のために口唇閉鎖ができないことで順応的に舌を突出させることがあったり，口唇閉鎖時にオトガイ部に緊張がみられたりする[5]．上顎前歯の歯冠近遠心幅径が巨大なことによっても，前歯が著しく唇側に傾斜して上唇を前突させる．

　Class Ⅱ div. 2 では，上顎切歯の舌側傾斜がみられるが，下唇ラインが上方に高く上顎切歯を舌側に傾斜させ過蓋咬合となったものである．その結果，下顎が後方に誘導されて Class Ⅱ 不正咬合を呈する．

　Class Ⅲ では，上顎中切歯が唇側傾斜し下顎切歯が舌側傾斜する．低位舌で下顎が前方に位置することで，下唇圧が優勢となり下顎切歯が舌側に傾斜する（図1-2-4）．

　成長発育期が過ぎている患者の場合，矯正歯科治療のゴールは治療前の骨格関係と咬合状態の近傍にあるはずである．こうした患者固有の特徴は，治療後の切歯の位置を設定する上で，重視されなければならない因子である．

4　ワイヤーのリバウンドを利用する

　MBT™ システムでは，治療初期における歯根の制御を重視している．レベリング・アライニング段階においても歯根が十分に移動するように時間をかける．結紮線によるレースバックを併用することで，アーチワイヤーのリバウンドを利用する点に

1-2 レスポンスベースドオーソドンティクス

特徴がある．

　治療初期のレベリング・アライニングでイニシャルワイヤーとして .016 HANT ワイヤーを適用しレースバックを使用する．レースバックによって歯根膜腔内での歯の傾斜を即時的に起こし，たわんだワイヤーのリバウンドを利用して歯根をわずかに遠心移動させる（⇒図3-2-4参照）．治療初期にこのような矯正力を加えて，できるだけ歯根を制御して歯を整直させることが重要である．

5　症例

　患者は，20歳3か月の女性（図1-2-5a）．上顎犬歯ブラケットのトルクについては＋7°とし，歯根が歯槽骨内の中央に位置づくようにブラケットを設置した．上顎左右側第一小臼歯を抜去後，レースバックによる犬歯の遠心移動を開始して，.021×.025 SS Hybrid ワイヤーを装着するまでの5か月間の犬歯の移動変化を示す．

　まずイニシャルワイヤーとして .016 HANT ワイヤー OrthoForm Ⅲ Ovoid を7週間（図1-2-5b）装着し，その後 .021×.025 SmartClip™ HANT Hybrid ワイヤー OrthoForm Ⅲ Ovoid を4か月間装着した（図1-2-5c, d）．当初，.016 HANT ワイヤーを装着時に右側第二小臼歯から第二大臼歯まで「8の字」結紮したことによって上顎右側第一大臼歯のアライメントに問題を起こしたが，上顎切歯の唇側傾斜や犬歯の遠心傾斜などの副作用は確認されなかった．そこで，.021×.025 SmartClip™ HANT Hybrid ワイヤーを装着時に「8の字」結紮を外し，犬歯へのレースバックだけを適用した（図1-2-5c）．この5か月間に結紮線の断続的矯正力とアーチワイヤーのリバウンドのみで犬歯が遠心移動したことに注目したい．

　動的治療開始5か月後，.021×.025 SmartClip™ SS Hybrid ワイヤー OrthoForm Ⅲ Ovoid を装着し，アクティブタイバックによる犬歯の遠心移動を開始した（図1-2-5e）．

Conclusion

　不正咬合は，歯列がさまざまな要因に順応し個体の中で最適化された状態にあり，その範囲内に治療ゴールがあると考えられる．MBT™ システムによる治療の変化は，歯の位置とその周囲組織に起きる．

　非抜歯法を適用する場合には切歯の唇側傾斜を避け，抜歯法の場合には上下顎切歯のトルク制御が重要となる．しかし，歯槽骨内での切歯移動の設定には限界があり，個体のもつ特性と治療経過中の生体反応を見逃さないことが重要である．

Chapter1 わたしの考え方

パッシブタイバックによる犬歯の遠心移動

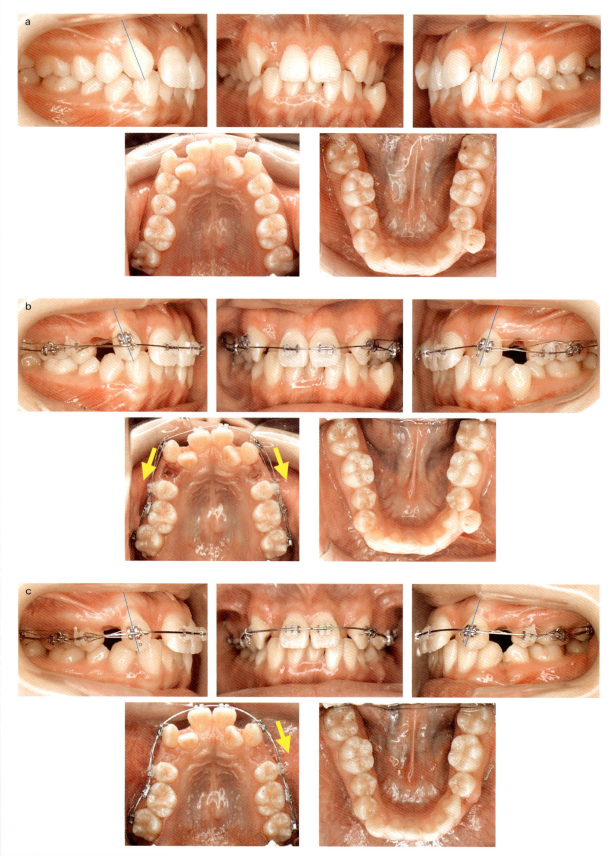

1-2 レスポンスベースドオーソドンティクス

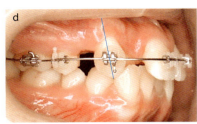
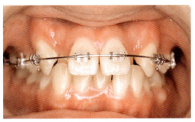
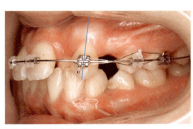
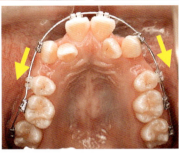
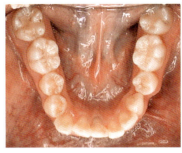
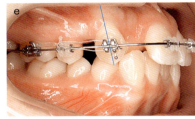
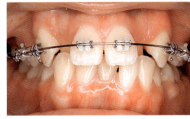
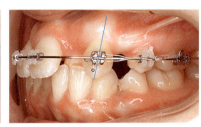
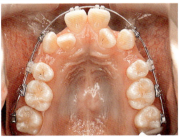
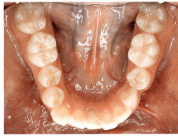

図1-2-5　a：初診時 20歳3か月の女性．b：.016 HANT ワイヤー装着時．上顎左右側の第二小臼歯から第二大臼歯まで「8の字」結紮し，さらに結紮線（.010インチ）で第二大臼歯から犬歯をパッシブタイバックしている．c：.021×.025 HANT Hybrid ワイヤー装着時．上顎左右側の犬歯から第二大臼歯までレースバックして，犬歯を遠心移動した．d：.021×.025 SS Hybrid ワイヤー装着中．上顎右側の第一大臼歯のアライメントが不十分なので，右側側方歯にはレースバックを適用しなかった．左側犬歯は第一大臼歯からレースバックした．e：.021×.025 SS Hybrid ワイヤー装着時（動的治療開始5か月）．左右側ともアクティブタイバックによる犬歯の遠心移動を開始した．

参考文献

1) 所 眞理雄：オープンシステムサイエンスとは何か，オープンシステムサイエンス―原理解明の科学から問題解決の科学へ．NTT出版，東京，3-17，2009.
2) McLaughlin RP, Bennett JC, Trevisi HJ：Systemized Orthodontic Treatment Mechanics. Mosby International, St Louis, 2001.
3) Burke S, Burch JG, Tetz, JA：Incidence and size of pretreatment overlap and posttreatment gingival embrasure space between maxillary central incisors. Am J Orthod Dentofac Orthop 1994；105：506-511.
4) Sperry TP, Speidel TM, Isaacson RJ, Worms FW：The role of dental compensation in the orthodontic treatment of mandibular prognatism. Angle Orthod 47：293-299, 1977.
5) 氷室利彦：矯正歯科診断，矯正歯科臨床ヒント集．クインテッセンス出版，東京，2-25, 2004.
6) 氷室利彦：1. 形態的評価 -1 口唇，機能的矯正療法入門―臨床的意義と新しい視点―．東京臨床出版，東京，70-72, 2017.

Chapter 2

プリアジャステッド
アプライアンスを理解する

2-1 スタンダードエッジワイズ装置からプリアジャステッドシステムへの道程

Introduction

エッジワイズブラケットには，歯を正確に移動するためにローテーションコントロールと歯軸コントロールの機能が求められた．ツインブラケットの開発で歯の移動制御は向上したが，ブラケット間距離が短くなり強い矯正力が適用される結果となった．矯正力を軽減するために，よりレジリエンスの大きいワイヤーの開発やループを多用する手法が志向された．

Andrewsによりフルプログラムされたストレートワイヤーアプライアンスの発明は，伝統的なエッジワイズ法などでのワイヤーの屈曲を最小限にし，Rothを経て，MBTでストレートワイヤーアプライアンスを基にプリスクリプションが大幅に修正された．この変更は，サイズの大きいワイヤーの適用を可能とし，空隙閉鎖時により弱い矯正力が効果的であることを明らかにした．さらにブラケットプリスクリプションの選択や治療メカニクス，抜歯と治療手順において，治療アルゴリズムの重要性を認識させることになった．

1　エッジワイズ法の発展

Angleのエッジワイズブラケット

二十世紀初頭，AngleはE-アーチ，ピンアンドチューブアプライアンス，リボンアーチアプライアンスを次々と考案した(図2-1-1)．リボンアーチアプライアンスは，歯軸の制御を意図して歯軸に沿って垂直的に長いレクタンギュラースロットにレクタンギュラーワイヤーを装着しピンで固定するものだった．しかし，依然として歯軸の制御は満足するものではなかった[1]．1928年，Angle[2]は，レクタンギュラーのスロットを水平に位置づけ，レクタンギュラーワイヤーを水平に装着して歯の三次元的移動を可能としたエッジワイズ装置を考案した．

オリジナルのエッジワイズブラケットは，ゴールドでスロット幅が狭くローテーションコントロールに問題があった[3]．そのため，シングルブラケットにゴールドのアイレットをろう付けし，それに結紮線を通してアーチワイヤーに結び捻転を是正したが，理想的な歯列弓や"line of occlusion"(⇒図2-5-4参照)を実現するためには，さらにアーチワイヤーに多くの屈曲が必要で，非常に煩雑な作業となり熟練が求められた．

2-1 スタンダードエッジワイズ装置からプリアジャステッドシステムへの道程

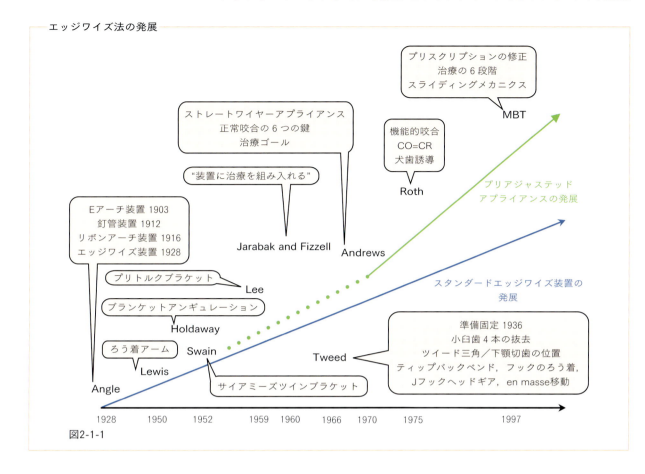

図2-1-1

Lewis のウイング付きブラケット

Lewis[4] は，シングルブラケットに湾曲したローテーションウイングをろう付けしブラケット間の距離を確保しながらアーチワイヤーの弾性を失わずにシングルブラケットのローテーションコントロールの改善を目指した[3]．しかし，ブラケットスロットの幅が狭く，間もなく考案されたツインブラケットに比較してトルクコントロールが劣った．

Swain のツインブラケット

Swain は，1つのブラケットベースに2つのブラケットを付け，ツインブラケット，シャムブラケットと後に称されたサイアミーズツインブラケットを考案し，歯の捻転と歯軸傾斜の是正を向上させた[3]．また，捻転が改善されるとツインブラケットのスロットにアーチワイヤーがしっかり挿入されるので，結紮することで歯の安定が得られるという新しい特長が見いだされた．ツインブラケットは，シングルブラケットとアイレットを不要とし，歯の移動性能を著しく向上させたが，ブラケット間距離がシングルブラケットに比較して短くなりワイヤーの弾性を阻害し，強い矯正力が適用されることとなった．

Holdaway のアイデア

1952年 Holdaway[5] は，歯根を平行に位置づけるために，抜歯空隙に隣接する歯のブラケットを角度づけて装着し，ティップバックまたは固定準備として臼歯の固定を働かせる手法をとった．こうしたブラケットとチューブを歯に傾けて取り付け，傾斜移動を防止するアイデアは，すでに Angle によって提案されていた[6]．

歯の移動を確実に制御できるようになると，適用する矯正力を軽減する手法に関心が移り，.018×.025 ブラケットの開発やより弱い持続的矯正力を発揮するために，ステンレススチールワイヤーでループを多用したり，超弾性ワイヤーの開発につながった．

Jarabak の治療法

20世紀の前半，"装置に治療を組み込む"という Jarabak のうたい文句でいくつかの試みがなされてきた[3]．Jarabak は，幅広のブラケットを用い弾性限界の高いラウンドワイヤーにループを付与し，最適な弱い持続的矯正力を得て歯体移動を可能とした（図2-1-2）．Jarabak 法の装置は，治療の最終段階にレクタンギュラーワイヤーを使用し，ライトワイヤーエッジワイズアプライアンスとして発表された[13]．プリティップおよびプリトルクのブラケットについて，Jarabak と Fizzell が1960年の AAO ではじめて示した[3]．

Angle は，第一大臼歯の咬合関係が正しくかつ "line of occlusion" を満たすとき正常咬合が確立できると考えていたことから，ブラケットにティップやトルクを組み込むというアイデアについて同様の考えをもっていたと推察される．

Glendon Terwilliger のブラケットから Andrews までの進展

Glendon Terwilliger は，ティップとトルクの位置にブラケットをろう付けすることをはじめて試みた[3]．1959年 Lee は，商業的に工業化でき上下顎切歯部のアーチワイヤーにトルクを加えなくて済む前歯トルク付きブラケットを製作した．Jarabak と Fizzell は，1960年の AAO 学会で，トルク（3rd オーダー）とアンギュレーション（2nd オーダー）を組み込んだ最初のブラケットを披露した[3]．

その後，"正常咬合の6つの鍵"[7] に基づき，未調整のアーチワイヤーを装着して歯が理想的に排列されるよう設計された Straight-Wire® Appliance[8]（SWA）による各歯のブラケットを Andrews が発表するまでさらに12年が経過した[3]．

Lang のウイング付きブラケット

Lang は，Lewis ブラケットを柔軟性を高め結紮線を結ぶために穴を開けたアームに修正した．ツインブラケットに比べてこれらのウイング付きブラケットの利点は，ブラケット間のワイヤーの距離を短くすることがなくクロージングループの活性化を障害しないことにあった[3]．

2-1 スタンダードエッジワイズ装置からプリアジャステッドシステムへの道程

ジャラバック法の装置

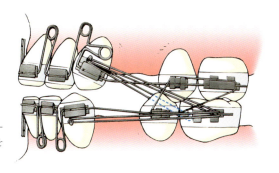

図2-1-2 ジャラバック法の装置．ラウンドワイヤーにループを付与し，最適な弱い持続的矯正力を得て歯体移動を可能とした（Jarabak,J.R.,Fizzell,J.A., より改変）．

Tweed による臨床応用

　Angle のエッジワイズ法を技術的に整理し臨床応用を広めたのは，Tweed である．準備固定の概念や小臼歯4本の抜去，下顎下縁の傾斜度と下顎切歯の傾斜度の関係，ティップバックベンド，J-フックヘッドギア，en masse 移動といった治療技術を整理した[9]．

　ブラケットは，.022スロットだったが適用された矯正力が強かったために，.022ブラケットでは力が大きくなるとみなされた．そのため，.022ブラケットへの批判が定着し，スロットサイズを小さくした .018×.025のブラケットが開発された．さらにライトワイヤー法やよりレジリエンスの大きいワイヤーの開発が志向された．しかし，.018ブラケットによるセクショナルアーチワイヤー法などの治療法の多くで，歯の移動制御に問題を起こした．

　また，スタンダードエッジワイズ法で使用するブラケットは，ブラケットスロットがブラケットベースに90°に作られブラケットベースも平坦で，歯の曲面に適合するようには製作されていなかった．歯の曲面に適合するよう湾曲したブラケットベースが作製されたのは後のことである．

Andrews のシステム

　Andrews は，最適な咬合を示す未治療の天然歯の唇側面形態の計測結果に基づいたティップ，トルク，イン-アウトをブラケットに備えることでアーチワイヤーへの屈曲の問題を解消した[3]．Angle が歯の三次元的移動を考えてエッジワイズ装置を考案した1928年から，Andrews が fully-programmed appliance として Straight Wire® Appliance（SWA）を開発する1970年まで，じつに42年が経過した．

　Andrews のシステムには，抜歯症例用と非抜歯症例用のブラケットシリーズがあり，叢生量，臼歯の近心移動量によってもブラケットのセットが追加され，これによってブラケットの構成が複雑になり，ブラケットの在庫の増加につながることになり臨床では受け入れ難かった．

Roth の改善策

その後，Roth[11] は Andrews のミニマムトランスレーション抜歯用ブラケットのみをすべての症例に適用することでブラケットの在庫を減らした．さらに機能的咬合を重視し，犬歯誘導を容易にする目的で犬歯のティップを強くした．また，上顎大臼歯の口蓋咬頭の垂れ下がりを防いで非作業側の咬合干渉を回避しようと大臼歯のマイナスのトルクを増加させた．

McLaughlin，Bennett，Trevisi による検証

McLaughlin，Bennett，Trevisi は，症例の検証を積み重ね，1997年に現在のプリスクリプションを確定した．MBT の呼称はこの3人の頭文字を付けたものである．

MBT[11] では，Roth と同様にプリスクリプションを一つのシリーズとし，上顎大臼歯のマイナストルクの増加を採用しながら，次のように SWA を基にプリスクリプションを修正した．上顎切歯の palatal root torque を増強し，上顎切歯の遠心移動時のアンコントロールドティッピングを防止した．下顎切歯では，マイナスのトルクを増加し，アーチワイヤーの装着で治療初期に生じる下顎切歯の唇側傾斜を防止させた．さらに SWA で追加されたティップを減少し，天然歯のティップに近づけることで SWA でみられた固定の喪失をなくした．下顎大臼歯のトルク量の減少は，SWA や Roth でみられた下顎大臼歯の舌側傾斜を防止し，下顎大臼歯を整直させた．また，MBT ブラケットはバーサタイルブラケット[11] と命名し，個々の症例の状況に応じて主にトルク量を変えるブラケットの多機能性を提案した．これにより汎用ブラケットシステムによるさまざまな症例への個別的対応を可能とした．

Conclusion

エッジワイズ法は，一時 .018ブラケットに変化したものの，MBT™ システムの登場によってプリアジャステッドアプライアンス[11] が世界的に受け入れられた．この背景には，超弾性ワイヤーの応用やスライディングメカニクスの理解，.022ブラケットの優越性の認識があった．こうしてエッジワイズ装置はふたたび .022ブラケットに回帰した．結果，サイズの大きいアーチワイヤーの適用が可能となり，空隙閉鎖時のスライディングメカニクスでより弱い矯正力が効果的に働き，トルクコントロールとオーバーバイトコントロールが向上した．こうした成果に伴い，McLaughlin らは，不正咬合の種別や抜歯法での治療手順に基づいて，プリアジャステッドアプライアンスのプリスクリプションを検証かつ修正し，不正咬合の状態や歯の形態の変異に応じて，ブラケットが適切に位置づけられる限り，治療の最終段階で歯が正しく排列される，と考えた[12]．

2-1 スタンダードエッジワイズ装置からプリアジャステッドシステムへの道程

参考文献

1) Dewel BF: The Ribbon Arch Its influence in the development of orthodontic appliances. Angle Orthod 51: 263-268, 1981.
2) Angle EH: The latest and best in orthodontic mechanism. Dent Cosmos 1143-1158, 1928.
3) Wahl N: Orthodontics in 3 millennia. Chapter 16: Late 20th-century fixed appliances. Am J Orthod Dentofacial Orthop 134: 827-830, 2008.
4) Lewis PD: Principles for use of the edgewise bracket with rotation arms. Angle Orthod 29: 182-188, 1959.
5) Holdaway RA: Bracket angulation as applied to the edgewise appliance. Angle Orthod 227-236, 1952.
6) Andrews LF: The straight-wire appliance. Br J Orthod 6: 125-143, 1979.
7) Andrews LF: The six keys to normal occlusion. Am J Orthod 62. 296-309, 1972.
8) Andrew LF: Straight Wire The concept and appliance. LA Wells Co, San Diego, 1989.
9) Wahl N: Who was who in orthodontics with a selected bibliography of orthodontic history, 1st Books Library, 2002.
10) Roth: The straight-wire appliance 17 years later. JCO 21: 632-642, 1987.
11) McLaughlin RP, Bennett JC, Trevisi H: Systemized orthodontic treatment mechanics, Mosby, London, 2001.
12) McLaughlin RP, Bennett JC: Evolution of treatment mechanics and contemporary appliance design in orthodontics: A 40-year perspective.
13) 清村 寛, 小林和英：3. Jarabak 法およびその装置, 歯科矯正学. 医歯薬出版, 東京, 362-374,1975.

コラム　良い道具をそろえても結果は使い方次第

　道具をそろえることには熱心であるが, 目的を達成するために道具をどう使うかに注意が払われていない. プリアジャステッドアプライアンス（MBT™システム）の臨床でも同じことがいえる. MBT™ブラケットを使用していわゆる伝統的エッジワイズ法の要点を適用してもよい治療成果が得られるとは限らない. 多くはこうした単純な誤りによって, プリアジャステッドアプライアンスの性能が誤解されることが少なくない.

　プリアジャステッドアプライアンスにはストレートワイヤー法ならではの特徴があり, それらの要点の多くは伝統的手法の延長線上には存在しない. したがって, 伝統的エッジワイズ法に基づいて思考した場合, さまざまな観点でプリアジャステッドアプライアンスとの間に不連続な点を見つけることができる. それらは不都合な特長と理解されるに違いない. プリアジャステッドアプライアンスの特長を偏見なく理解してもらいたい.

2-2 Andrewsのイノベーション

Introduction Andrewsは，歯冠と歯根尖を結ぶ歯軸ではなく，臨床歯冠の唇・頬側面とその中点に接する臨床歯冠軸を指標として，唇・頬側面と咬合面との関係を数量的に定義した．歯の唇・頬側の臨床歯冠における最大発育隆線上の軸として臨床歯冠軸を設定し，歯冠の咬合面側と歯肉側の中点であるFAポイントをブラケット設計の規準とした．SWAブラケットは，FAポイントとブラケットベースの中点，ブラケットスロットの中央点が同じ平面上に位置づけられ，イン-アウトが反映されように設計された．

1 Andrewsの5つの研究課題

Andrewsは，1989年に書籍「ストレートワイヤーアプライアンス」を上梓した．Andrewsの研究は，5つの研究課題を積み上げたものであり（図2-2-1），1960年に開始された「矯正歯科治療後の咬合の分析・評価」「自然に生じた最適な咬合の収集」「最適な咬合120例の歯冠計測」「最適な咬合のための6つの鍵の発見」「自然に生じた最適な咬合と矯正歯科治療後の咬合の比較」からなっている．これらは一連の研究として計画されていたのではなく，Andrewsには研究を開始した当初ストレートワイヤーアプライアンスを開発する意図がなかった[1]．

第一の研究：

最初の調査だった「矯正歯科治療後の咬合の分析・評価」では，矯正歯科医の治療例を観察した．その結果，矯正歯科治療後の咬合は前歯にローテーションがなく，上下顎大臼歯のClass I 関係を示していたものの，治療後の咬合の特徴に一貫性がみられなかった．さらに個々の矯正歯科医により治療後の咬合に大きなばらつきがあった．こうしてAndrewsは，自然に生じた最適な咬合を収集し，その特徴に矯正歯科治療のゴールが見いだせるという仮説をもつに至った．

第二の研究：

「自然に生じた最適な咬合の収集」で，1988年までの間に収集した自然に生じた最適な咬合模型について120例を精選した．口腔模型を収集するための選択規準は，矯正歯科治療を受けていないこと，歯がよく排列していて外観の好ましいもの，優れた咬合をもっていると見えるもの，矯正歯科治療を受けても利益のないものであった．

2-2 Andrewsのイノベーション

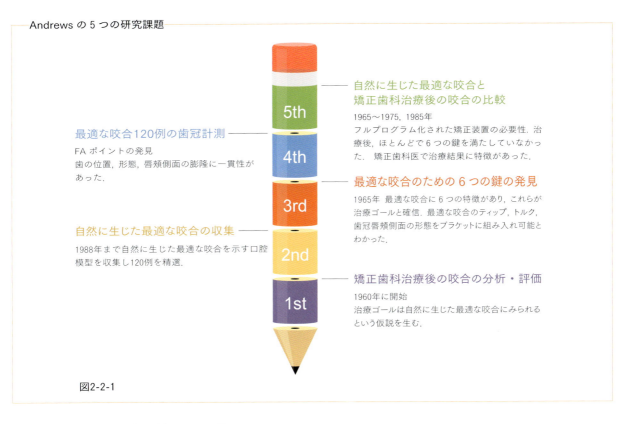

図2-2-1

表2-2-1　Andrews の最適な咬合の6つの鍵

Key Ⅰ 上下顎大臼歯の咬合関係	上顎第一大臼歯の近心頬側咬頭が下顎第一大臼歯の近心頬側咬頭と第二咬頭との間の頬面溝と一致する．上顎第一大臼歯の遠心頬側咬頭は下顎第二大臼歯の近心頬側咬頭と接触する．
Key Ⅱ 歯冠のアンギュレーション	歯冠の唇頬側面長軸の歯肉側部は，切縁部もしくは咬合面部に対して遠心に位置している．
Key Ⅲ 歯冠のインクリネーション	歯冠唇頬側面の長軸の唇舌的，頬舌的傾きを示す．上顎前歯の唇側面の長軸は唇側に傾き，下顎前歯でわずかに舌側に傾斜している．上顎の後方歯の頬側面長軸は舌側に傾き，犬歯・小臼歯が同じ程度，大臼歯でわずかに傾きを増す．
Key Ⅳ ローテーション	捻転がみられない．
Key Ⅴ 空隙がなく緊密な歯冠接触	歯間に空隙がなく緊密に接触している．
Key Ⅵ スピー湾曲	咬合平面は平坦もしくはわずかに湾曲している．

第三の研究：

　120例の最適な咬合を観察して，大臼歯の咬合関係，歯冠の傾斜，歯冠のトルク，捻転がない，空隙がない，平坦な咬合平面の特徴を明らかにし「最適な咬合の6つの鍵」[2]とした(表2-2-1)．そしてこれらの特徴は，矯正歯科治療の歯の排列目標となり，これら6つの鍵は相互に作用する関係をもつことがわかった．

　さらに最適な咬合では，各歯冠の咬合面側と歯肉側を等しく分け横断する面を連ねた上下それぞれの平面は，平行になると仮説し，Andrewsプレーンと定義した[3](図2-2-2)．こうして臨床歯冠軸の中点が認識された．

Chapter2 プリアジャステッドアプライアンスを理解する

Andrews プレーン

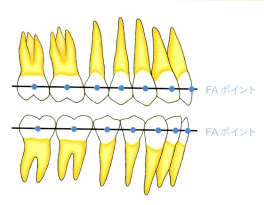

図2-2-2（Andrews LF：Straight Wire：The Concept and Appliance, LA Wells, 1989より引用改変）
歯列弓内の各歯が最適な咬合にあるとき，すべての歯冠の中間を横断する仮想の平面．各歯冠の咬合面側と歯肉側を等しく分け横断する面を連ねた上下それぞれの平面は，平行になると仮説し，Andrews プレーンと定義された．

FA ポイントとクラウンアンギュレーション（ティップ）

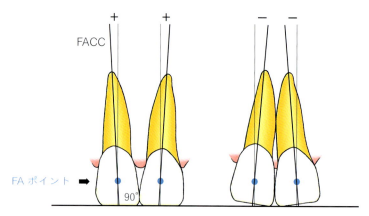

図2-2-3（Andrews LF：Straight Wire：The Concept and Appliance, LA Wells, 1989より引用改変）
クリニカルクラウン（臨床歯冠）：口腔内または口腔模型でみることのできる歯冠．
FACC：臨床歯冠の唇・頬側の中央発育葉の最大豊隆部の歯冠軸．大臼歯では，頬側の2つの咬頭を分ける頬面溝が指標となる．
Facial axis ポイント（FA）：臨床歯冠の歯肉側半分と咬合側半分とを分割する臨床歯冠軸の中点．
クラウンアンギュレーション：咬合平面の垂線に対する臨床歯冠軸の傾きを表す．臨床歯冠軸の咬合面側が歯肉側よりも近心にある場合プラス，遠心にある場合マイナスの符号をつける．

第四の研究：

最適な咬合をもつ120例の歯冠を計測した．その結果，歯の位置，形態，唇頬側面の膨隆に一貫性があり，歯冠の唇頬側面が臨床的に視認し易いことから，臨床歯冠軸の中点である FA ポイント（facial-axis ポイント）[1] を発見した．

さらに咬合平面に対する各歯の歯冠唇頬側面の近遠心的傾斜と唇頬舌的傾斜を数量的に表すために，ティップ（図2-2-3）とトルク（図2-2-4）を定義した[3]．

2-2 Andrewsのイノベーション

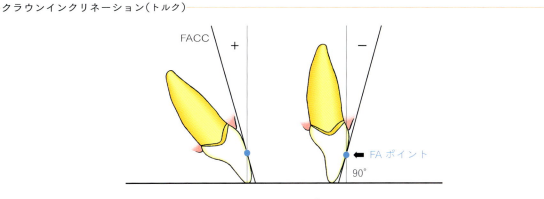

クラウンインクリネーション(トルク)

図2-2-4(Andrews LF：Straight Wire：The Concept and Appliance, LA Wells, 1989より引用改変)
咬合平面に下ろした垂線と，FA ポイントで FACC の接線がなす角度．FACC の切縁・咬頭部が歯肉側部より唇頬側にある場合プラス，舌側にあればマイナスの符号をつける．

第五の研究：

　自然に生じた最適な咬合と矯正歯科治療後の咬合が比較された．その結果，治療後にほとんどの症例で6つの鍵を満たしておらず，個々の矯正歯科医によって治療結果に特徴があった．そこでフルプログラム可能な矯正装置を開発する必要性が生じた．Andrews は，SWA の開発には2つの重要な要素があることに気がついた．1つは，臨床歯冠の中心に各ブラケットが位置し，臨床歯冠の長軸に沿って近遠心的かつ咬合面側・歯肉面側の中心に適合するようにブラケットベースが湾曲していること(図2-2-5)，次にレクタンギュラーワイヤーがブラケットスロットに装着されたときにワイヤーが抵抗なく適合することだった[4]．

歯冠唇頬側面の湾曲に適合する湾曲したブラケットベースの開発

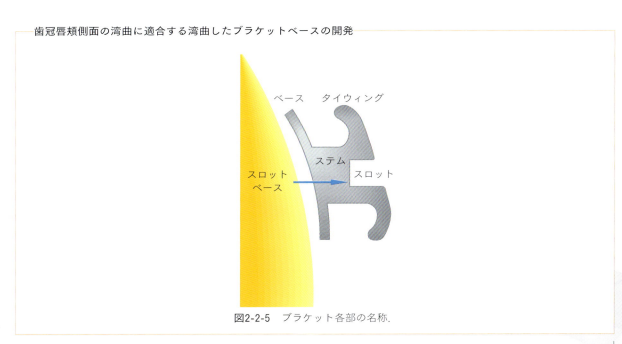

図2-2-5　ブラケット各部の名称．

Chapter2　プリアジャステッドアプライアンスを理解する

トルクインベース

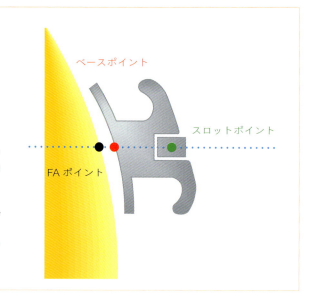

図2-2-6　ブラケットのステム（ブラケットの胴部）がブラケットスロットの長軸と平行に設計されることで，歯冠の唇・頬側面上のFAポイントとブラケットベースの中点，ブラケットスロットの中点が同じの水平面に位置する．Andrewsは，完全にプログラムされた装置の設計にトルクインベースが不可欠なことを示した[3]．
ベースポイント：スロット軸を舌側に延長したブラケットベース上の点．FAポイントに一致する．
スロットポイント：スロット軸の中央点．

　これらを達成するためには，臨床歯冠軸の中点であるFAポイントとブラケットベースの中心であるベースポイント，ブラケットスロットの中心であるスロットポイントを同一の平面に位置づけなければならなかった（図2-2-6）．Andrewsは，これら3点の位置を合わせるためにブラケットベースの角度を各歯に合わせて調整し，これを"torque in bracket base"[3]として特許を取得した[4]．これによって装置に組み入れるイン-アウトとトルクの数値は，最適な咬合模型で測定された各歯のイン-アウトとトルクの数値に対応させることができた．こうして開発されたブラケットは，その後のプリアジャステッド装置すべての基礎となり，Andrewsは現在までのエッジワイズ装置の発展に大きく貢献した[4]．

2　Andrewsのもう一つの偉業

　Andrewsのもう一つの功績は，エッジワイズ装置を完全にフルプログラムするために，歯の排列を数量的に定義し，ブラケットにプリスクリプション（処方）を組み入れたことである．前歯部アーチワイヤーにトルクを加えたときのティップの喪失を示すワゴンホイール効果[3]（図2-2-7）は，AndrewsがSWAを数量的に解釈していたことをよく表している．ワゴンホイール効果は，前歯にトルクを加えるとティップが遠心に傾斜する現象で，その割合が4：1であるとした．Andrewsらは，トルクの副作用に対抗するために前歯ブラケットにティップを追加した．しかしSWAでは，こうした余分に追加されたティップの影響とともに伝統的矯正治療と同様依然として強い矯正力が適用されたため，生体力学的変化に起因して，アンカレッジロスや過蓋咬合，"ローラーコースター効果"の問題を起こした[5]．

2-2 Andrewsのイノベーション

ワゴンホイール効果

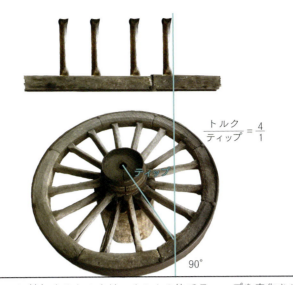

図2-2-7　前歯部アーチワイヤーに付与するトルクは，4：1の比でティップを喪失させるとする理論的概念．Andrewsは前歯部ブラケットにティップを追加した．

Conclusion

Andrewsは，抜歯症例で臼歯の歯体移動に伴う傾斜や捻転に対抗するためにトルクやティップ，イン-アウトを追加する必要があるとし，臼歯の歯体移動量によって異なるブラケットシリーズを推奨した．スタンダードSWAでは，ブラケットにアンチローテーションとアンチティップは組み入れられなかった[3]．しかし，SWAは複雑なブラケットシリーズとなり，多くの在庫が矯正歯科医にとって受け入れ難かった．

参考文献
1) Andrews LF：Straight Wire：The concept and appliance. LA Wells Co, San Diego, 1989.
2) Andrews LF：The six keys to normal occlusion. Am J Orthod 62. 296-309, 1972.
3) Andrews LF：The straight- wire appliance explained and compared. J Clin Orthod 10, 174-195, 1976.
4) McLaughlin RP and Bennett JC：Evolution of treatment mechanics and contemporary appliance design in orthodontics：A 40-year perspective. Am J Dentofacial Orthop 147, 654-662, 2015.
5) Trevisi H：SmartClip Self-Ligating Appliance System:Concept and Biomechanics. Elsevier Mosby, 2007.

2-3 最適な咬合と比較したStraight-Wire® ApplianceとMBT™システムのプリスクリプション

Introduction

Andrewsは，Straight-Wire® Appliance(SWA)を最適な咬合のデータに基づいて設計した．しかし，SWAに組み込まれたティップとトルクの値は最適な咬合から得られた数値に近かったものの上下顎の切歯のティップが増加されていた．それは，ストレートワイヤー法の歯の移動のメカニクスで想定される副作用への対策のためだった．ここではSWAとMBTのティップとトルクについて確認するが，ブラケットのあそびで説明したように，ティップはトルクに比べてよりあそびが少ないことに注意したい(図3-2-9参照)．

1　Straight-Wire® Applianceは前歯にティップを付加していた

SWAにおける上顎の中切歯，側切歯，犬歯の3歯で追加されたティップ量を累積すると4.96°とおよそ5°の増加で，SWAでは前歯がより近心に傾斜するように設計されている(表2-3-1)．第二大臼歯を除いた臼歯については，それぞれ1°以下の減少であるが，第一小臼歯および第二小臼歯，第一大臼歯で減少されたティップ量の累積で2.2°減少されている(表2-3-2)．これはより臼歯が近遠心的に整直するように働く．第一小臼歯を抜去した場合では，1.55°の減少となる．したがって，上顎歯列でみると，前歯はより近心に傾斜し，側方歯がわずかに整直するように処方されていたことがわかる(図2-3-1)．

SWAの下顎の中切歯，側切歯，犬歯の3歯で追加されたティップ量を累積すると5.62°となりおよそ6°増加で，下顎前歯においてもSWAはより近心に傾斜するように設計されている(表2-3-1)．下顎臼歯では，第二大臼歯を除いた第一小臼歯，第二小臼歯および第一大臼歯の累積のティップの変化量は1.15°の増加で，ブラケットプレースメントなどの誤差を考えると変わりはないと思われる(表2-3-3)．したがって，下顎前歯がより近心に傾斜するように処方されたことがわかる(図2-3-2)．

次にSWAのトルクについてみる．上顎の前歯では±1°前後の変化量でスロット内のあそびを加味すると最適な咬合とほぼ同じ値を示している(表2-3-4)．臼歯では，1.5°から2.5°トルクが増加されているが(図2-3-3)，スロット内のあそびを加味すると上顎歯列のトルク量は前歯，側方歯とも正常咬合の数値と変わらない(表2-3-5)．

下顎の中切歯は，0.71°の増加，側切歯で2.24°増加，犬歯は1.73°増加し，前歯で増加された累積のトルク量は4.68°である(表2-3-4)．臼歯では，第一小臼歯で1.95°増加，第二小臼歯で1.63°増加，第一大臼歯で0.67°増加，第二大臼歯で1.03°増加さ

2-3 最適な咬合と比較したStraight-Wire® ApplianceとMBT™システムのプリスクリプション

SWAとMBTのティップ

表2-3-1 前歯部のティップ(°)

	上顎 中切歯	上顎 側切歯	下顎 中切歯	下顎 側切歯	上顎 犬歯	下顎 犬歯
Andrews Norm 1972	3.59	8.04	0.53	0.38	8.4	2.5
SWA 1972	5.0	9.0	2.0	2.0	11.0	5.0
瀬畑 1980	4.25	7.74	−0.48	−1.2	7.7	1.5
渡辺ら 1996	3.11	3.99	1.98	2.28	7.7	5.4
MBT	4.0	8.0	0	0	8.0	3.0

表2-3-2 上顎小臼歯・大臼歯のティップ(°)

	小臼歯 第一	小臼歯 第二	大臼歯 第一	大臼歯 第二
Andrews Norm 1972	2.7	2.8	5.7	0.4
SWA 1972	2	2	5	5
瀬畑 1980	3.5	6.2	5.2	−0.3
渡辺ら 1996	4.7	5.2	4.9	4.1
MBT	0	0	0(5.0)	0(5.0)

表2-3-3 下顎小臼歯・大臼歯のティップ(°)

	小臼歯 第一	小臼歯 第二	大臼歯 第一	大臼歯 第二
Andrews Norm 1972	1.3	1.54	2	2.9
SWA 1972	2	2	2	2
瀬畑 1980	2.5	6.7	5.7	7.3
渡辺ら 1996	3.8	3.91	3.7	3.9
MBT	2	2	0(2.0)	0(2.0)

ティップ変化量の比較

上顎歯列	1	2	3	4	5	6	7
SWA	1.4	0.96	2.6	−0.65	−0.82	−0.73	−0.9
MBT	0.41	−0.04	−0.4	−2.65	−2.82	−0.73	−5.9

ティップ変化量の比較

下顎歯列	1	2	3	4	5	6	7
SWA	1.47	1.62	2.52	0.72	0.46	−0.03	−0.94
MBT	−0.53	−0.38	0.52	0.72	0.46	−0.03	−0.94

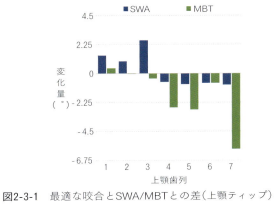

図2-3-1 最適な咬合とSWA/MBTとの差（上顎ティップ）

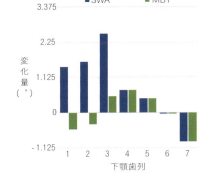

図2-3-2 最適な咬合とSWA/MBTとの差（下顎ティップ）

れている（図2-3-4）．したがって，下顎歯列のトルク量は前歯でわずかに増加されているが，側方歯では正常咬合の数値のトルク量と同様の値となっており，スロット内のあそびを加味するとほとんど最適な咬合の数値と変わりがないと判断できる（表2-3-6）．以上のことから，SWAには最適な咬合のデータと比較して上下顎の前歯がより近心に傾斜するようティップが付加されていたといえる．

Chapter2 プリアジャステッドアプライアンスを理解する

SWAとMBTのトルク

表2-3-4　切歯のトルク

	上顎 中切歯	上顎 側切歯	下顎 中切歯	下顎 側切歯
Andrews Norm 1972	6.11	4.42	−1.71	−3.24
SWA 1972	7	3	−1	−1
瀬畑 1980	9.42	7.48	3.55	1.66
渡辺ら 1996	12.8	10.4	0.71	0.53
MBT	17	10	−6	−6

表2-3-5　上顎側方歯のトルク（°）

	犬歯	小臼歯 第一	小臼歯 第二	大臼歯 第一	大臼歯 第二
Andrews Norm 1972	−7.3	−8.5	−8.9	−11.5	−8.1
SWA 1972	−7	−7	−7	−9	−9
瀬畑 1980	0.7	−6.5	−6.5	−1.7	−3
渡辺ら 1996	−5.3	−6	−7.2	−9.8	−9.5
MBT	−7/0/＋7	−7	−7	−14	−14

表2-3-6　下顎側方歯のトルク（°）

	犬歯	小臼歯 第一	小臼歯 第二	大臼歯 第一	大臼歯 第二
Andrews Norm 1972	−12.7	−19	−23.6	−30.7	−36
SWA 1972	−11	−17	−22	−30	−35
瀬畑 1980	−4.7	−14.8	−22.6	−26.2	−31
渡辺ら 1996	−11.1	−18.4	−21.8	−31.2	−32.9
MBT	−6/0/＋6	−12	−17	−20	−15

トルク変化量の比較

上顎歯列	1	2	3	4	5	6	7
SWA	0.89	−1.42	0.25	1.47	1.78	2.53	−0.9
MBT	10.89	5.58	0.25	1.47	1.78	−2.47	−5.9

トルク変化量の比較

下顎歯列	1	2	3	4	5	6	7
SWA	1.47	2.24	1.73	1.95	1.63	0.67	1.03
MBT	−4.29	−2.76	6.73	6.95	6.63	10.67	11.03

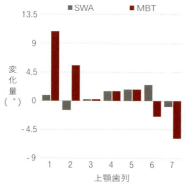

図2-3-3　最適な咬合とSWA/MBTとの差（上顎トルク）

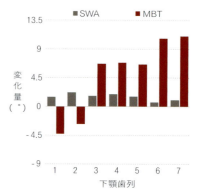

図2-3-4　最適な咬合とSWA/MBTとの差（下顎トルク）

2-3 最適な咬合と比較したStraight-Wire® ApplianceとMBT™システムのプリスクリプション

2 | MBT™システムにはトルク量が追加されている

　最適な咬合と比較して，MBTの上顎の中切歯，側切歯，犬歯の3歯で変更されたティップ量を累積すると−0.03°で変わらない（表2-3-1）．第一小臼歯および第二小臼歯，第一大臼歯で減少されたティップ量の累積は6.2°である（図2-3-1）．これはより小臼歯で整直するように処方されていたことがわかる．第二大臼歯では，4.61°増加されている（表2-3-2）．

　MBTの下顎のティップでは，中切歯0.53°，側切歯0.38°とそれぞれ減少され，犬歯で0.52°増加されている（表2-3-1）．下顎臼歯では，第一小臼歯0.72°，第二小臼歯0.46°，第一大臼歯−0.03°で変わらない（図2-3-2）．ティップ変化量の累積は，1.15°とほとんど変わらない（表2-3-3）．したがって，MBTでは上顎小臼歯の近遠心的整直および下顎切歯がわずかに近遠心的に整直するように処方されたことがわかる．

　次にMBTのトルクについてみると，上顎では中切歯10.89°，側切歯5.58°増加されている（表2-3-4）．犬歯は−7°と0°が用意された．臼歯では，第一小臼歯1.5°，第二小臼歯1.9°トルクが軽減された．第一大臼歯では2.5°，第二大臼歯で5.9°それぞれ追加され−14°となっている（表2-3-5）．上顎歯列では，切歯のトルク量の増加と第一大臼歯および第二大臼歯のトルク量が増加された（図2-3-3）．

　下顎では，中切歯−4.29°，側切歯で−2.76°追加され−6°に処方された（表2-3-4）．犬歯は−6°と0°が用意され，それぞれトルク量が大幅に軽減された．臼歯では，第一小臼歯で6.95°増加，第二小臼歯で6.63°増加，第一大臼歯で10.67°増加，第二大臼歯で11.03°増加されている（図2-3-4）．したがって，最適な咬合と比較して下顎歯列のトルク量は切歯でマイナスのトルクが増加され，犬歯，小臼歯，大臼歯で大幅にトルク量が少ないことがわかる（表2-3-6）．

> **Conclusion**
>
> Andrewsの最適な咬合と比較すると，MBTのプリスクリプションは，上顎歯列で切歯のトルク量の大幅な増加と小臼歯の整直，大臼歯のマイナスのトルクの増加がなされている．下顎歯列では下顎切歯がわずかに近遠心的に整直しマイナスのトルクが増加され，犬歯，小臼歯，大臼歯で大幅にトルク量が減少された．

2-4 プリアジャステッドアプライアンスの特徴

Introduction

プリアジャステッドアプライアンスの特徴は，隣り合う歯の位置関係を正しく排列することで治療目標を達成することにある．歯の移動様相は，隣接する歯同士の傾斜とトルクの相対的位置関係や空隙閉鎖時の前歯に加わる矯正力によって変化する．選択されるブラケットのプリスクリプションは，各治療段階で装着するワイヤーの特性，発揮される矯正力に大きく影響を与える．

1　プリアジャステッドアプライアンスとアルゴリズム

　歯の移動は，プリスクリプションの選択と治療アルゴリズムによって大きく左右される．矯正力に対する歯の動態を予測してプリスクリプションを設定し，どのような治療手順が効率的アルゴリズムかを検討する．アルゴリズムは，多数の二者択一からなる大きなディシジョン・ツリーのことである．

　プリアジャステッド装置は，平坦なアーチワイヤーをブラケットスロットに装着することで歯を排列する．歯の移動に必要な矯正力は，位置異常を呈する個々の歯に付けられたブラケットスロットの位置関係によって，アーチワイヤーが変形し，そのときに元の形態に戻ろうとする復元力が発生する．このワイヤーの弾性による復元力が歯を移動する矯正力となる．

　したがって，エッジワイズ装置の本体は，矯正力を発生するアーチワイヤーであり，アーチワイヤーから生みだされた矯正力がブラケットを介して歯面に伝達される．ブラケットに付与されるプリスクリプションは，歯の移動を調整するギアのような伝達比を表すと考えられる．

　スタンダードSWAの特徴は，最適な咬合をもつ天然歯のデータに基づいていたが，前歯を遠心移動するときに前歯が遠心傾斜しないように上下顎の前歯ともにティップを増加させていた．しかし，実際に生じる変化は，上顎切歯のアンコントロールドティッピングによる舌側傾斜や下顎臼歯の舌側傾斜，さらに前歯に付加されたティップは前歯の近心傾斜を引き起こし，治療結果は期待どおりのものではなかった．スタンダードSWAによる臨床的評価から，最適な咬合をもつ天然歯のプリスクリプションでは治療目標を達成できないことを示している．これは歯の移動の重要な要素に生体反応が強く関係することを示している．プリスクリプションの要素だけではなく，年齢や性別，口腔衛生の因子が影響しそうだ．

　個体の適切な歯の移動を考えると，上顎切歯へのトルクの増加，下顎臼歯トルク

2-4 プリアジャステッドアプライアンスの特徴

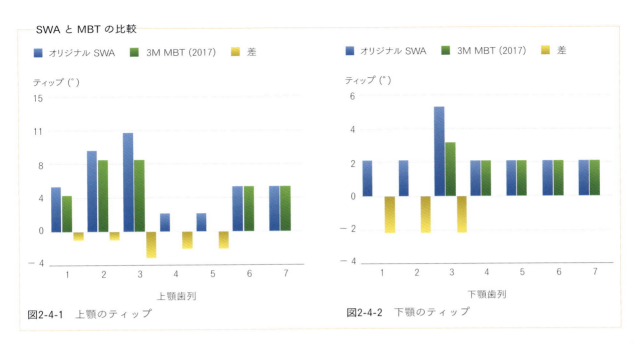

図2-4-1　上顎のティップ

図2-4-2　下顎のティップ

の減少，および上下顎切歯ティップの減少についてプリスクリプションを修正する必要がある．これらの因子は，治療アルゴリズムによって変化することが容易に理解できる．

2　Straight-Wire® Appliance と MBT™ システムのプリスクリプションの比較

〈上顎のティップ〉

　SWA と MBT を比較すると，MBT の上顎歯列では前歯および小臼歯のティップが減少され前歯ティップの差の累積は5°である（図2-4-1）．これらの MBT の数値は，最適な咬合との数値に近い（図2-3-1参照）．MBT の小臼歯の変化量の累積では4°減少され0°となっている．MBT の第一大臼歯，および第二大臼歯のティップに変更はない（図2-4-1）．したがって，上顎歯列では，前歯は SWA で追加されていたティップが減少させ最適な咬合の数値に近似させている．小臼歯では，より整直される処方になっている．

〈下顎のティップ〉

　下顎歯列では，MBT の前歯でティップがそれぞれ2°減少され，累積すると6°少ない．小臼歯および大臼歯ではティップに差異はない（図2-4-2）．したがって，MBT では，上下顎の前歯部のティップと上顎小臼歯のティップを減少させたことを示している．これによって治療初期段階でみられる，初期ワイヤー装着による歯の近心傾斜が軽減された．

Chapter2 プリアジャステッドアプライアンスを理解する

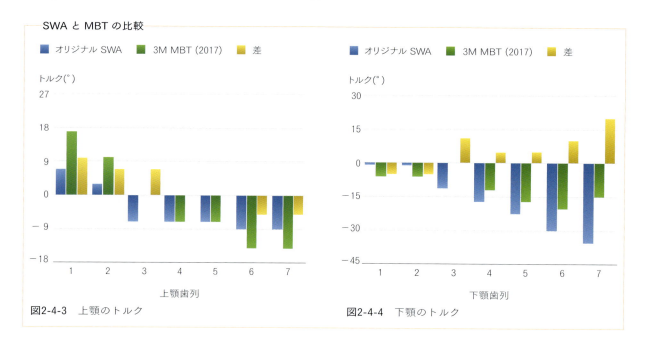

図2-4-3　上顎のトルク

図2-4-4　下顎のトルク

〈上顎のトルク〉

　トルクをみると，MBTの上顎歯列では中切歯で10°，および側切歯で7°トルクが増加されている（図2-4-3）．これは，上顎切歯の遠心移動時のパラタルルートトルクを保持するためである．MBTの犬歯トルクは，－7°と0°があり，－7°トルクを天地逆に付けることで＋7°とすることができる．推奨されているのは0°である．この場合，SWAとの比較では7°増加されることになる．小臼歯のトルクでは，SWAとMBTで差異がない．MBTの上顎第一大臼歯，および第二大臼歯で－14°とそれぞれ－5°追加された．これによって上顎大臼歯の口蓋咬頭の挺出を防止するとしている．

〈下顎のトルク〉

　下顎歯列では，MBTの中切歯および側切歯でマイナスのトルクが5°増加され，－6°となった．これにはレクタンギュラーワイヤーを装着することで，切歯の唇側傾斜を回避し，切歯歯根を歯槽骨の中央に位置づける目的がある．MBTの下顎犬歯のトルクには，－6°と0°があり，－6°トルクを上顎犬歯と同様にブラケットを天地逆に付けることで＋6°とすることができる．推奨トルクは0°としている．
　MBTの小臼歯，大臼歯では，マイナスのトルク量が小臼歯で5°，第一大臼歯で10°，第二大臼歯で20°それぞれ削減されている．第一大臼歯および第二大臼歯の減少量が大きく，SWAでみられた下顎臼歯の舌側傾斜を改善する目的があった（図2-4-4）．

2-4 プリアジャステッドアプライアンスの特徴

Conclusion

MBTは，治療初期におけるアンカレジコントロールとオーバーバイトコントロールにおいて新しい治療概念をもたらした．

SWAで生じた上下顎前歯の近心傾斜は，上下顎前歯のティップと上顎小臼歯のティップを減少することで改善した．SWAでみられた上顎切歯の舌側傾斜や下顎大臼歯の舌側傾斜によるオーバーバイトの増加は，上顎切歯のトルクの増加および下顎大臼歯トルクの減少で改善した．

コラム　プリアジャステッドアプライアンスの特性と限界

- 生体は非対称である（非対称の尊重）

　矯正歯科治療は，治療目標として歯列弓の対称性を目指す．歯列弓の対称性は，形状記憶特性をもつアーチワイヤーを使用するプリアジャステッドアプライアンスにとって有利である．しかし，生体は非対称であり個体に備わる歯や顎骨，周囲組織の形態的，機能的条件下でいかに最大の効果を得るかが問題となる．プリアジャステッドアプライアンスは歯列を対称に排列するが，生体の非対称に起因して顔面に対し中切歯や正中線を傾けたりする．これは中顔面の垂直的高さの左右差が原因して非対称となった場合で，上顎中切歯の近遠心的傾斜や咬合平面の左右的傾斜（カント）に注意する必要がある．こうした症例では，セクショナルアーチ法の有利性が示される．

- 連続したアーチワイヤーを用いるので発揮される矯正力は隣り合う歯のブラケットの位置関係に依存する

　多くの患者に個別的に対応するために，ブラケットは多機能性を備えている．

- ブラケットが正確に位置づけられなければならない

　現在の技術では歯面にブラケットを正確に位置づけることは困難なので，治療過程で現れたブラケットの位置不正を検出してブラケットポジションを修正する．

- ティップの精度が求められる

　比較的サイズの大きいアーチワイヤーを使用するので，ファーストオーダーベンドやセカンドオーダーベンドの付与が困難である．

- スライディングメカニクスはスロット内でのワイヤーの摩擦抵抗の影響を受ける
- 唇頬側で適応する収縮力がワイヤー形状を側方に拡大変形する
- アーチワイヤーの形状に沿って犬歯を遠心移動するときのトルクコントロールに注意する
- プリアジャステッドアプライアンスによって起こる変化はほとんど歯の位置とその周囲組織に生じる

　歯槽骨内に歯根を収容するためにトルクの監視が重要である．

- プリアジャステッドアプライアンスは，水平面上で歯を移動させるので診断や治療管理に有利であるが，垂直的制御が難しい

41

2-5 歯列弓形状は前歯部で決まる

Introduction　鎖を垂らしたときにできるカテナリーカーブ（懸垂曲線）は，引張力が働いて曲線をつくる（図2-5-1）．この向きを逆にしたものがアーチである（図2-5-2）．アーチには，自重によって圧縮力が加わり支点に水平方向成分の力が発生する．建築構造力学ではスラスト（thrust）とよび，大きな支点反力で支点を支える必要がある．自然界や人工的な建造物でみられるアーチなどの曲面では，外力や自重の圧縮力の曲げに対する抵抗をもち，構造の安定化が計られる[1]．

1　歯列弓を取り巻く環境的要因

アーチ形状をもつ歯列弓は，口腔周囲筋の機能力の影響を受けながら歯列弓を最適化して安定した状態にあると考えられる．乳歯の萌出から永久歯列完成までの長年にわたる過程は，顎顔面骨格の成長発育や口腔機能の成熟，後天的問題に順応するために必要なのである．永久歯列は，上下歯列弓内外の口腔周囲筋の機能力が平衡となったところに歯が順次萌出して形成される．不正咬合が発生する原因の一つは，混合歯列期の早期に萌出する切歯の唇側面が平面的で口唇圧の影響を受けやすく，口唇圧あるいは舌圧のどちらが優勢であるかによって上下顎切歯が順応することである．口唇や舌と上下切歯の位置が関係して，口唇圧が優勢になれば叢生になり，舌圧が優勢であれば切歯が唇側傾斜する．

歯列弓形態は，こうした歯列弓を取り巻く環境的要因によって影響を受ける．前歯部の湾曲と犬歯間幅径，大臼歯間幅径によって特徴づけられる[2]（図2-5-3）．

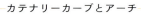
カテナリーカーブとアーチ

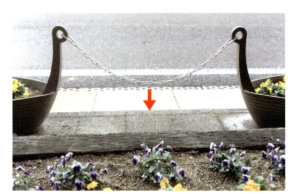
図2-5-1　カテナリーカーブ（懸垂曲線）．

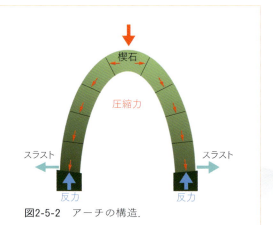
図2-5-2　アーチの構造．

2-5 歯列弓形状は前歯部で決まる

歯列弓の形態

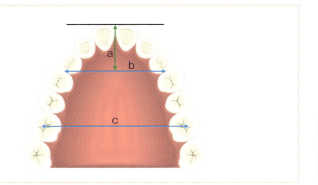

図2-5-3
a：歯列弓長径．
b：歯列弓幅径（犬歯間幅径）．
c：歯列弓幅径（大臼歯間幅径）．

　個体が備えるべき歯列弓形態は，大きさの要素を除いた「形」の要素[3,4]でみると一定していると考えたい．治療目標は達成すべき歯列弓形状にあり，非抜歯か抜歯で治療するにしても同じ歯列弓形状を達成する．そのためプリフォームのアーチワイヤーを使用するMBT™システムでは，歯冠近遠心幅径の調整や抜歯，臼歯部幅径の拡大などの要素を調整することになる．

2　歯列弓形状は前歯部で決定される

　二次元的な歯列弓の形態については，多くの研究で犬歯間幅径と前歯部における歯列弓長径の大きさで分析されている．前歯部の湾曲が歯列弓形状を特徴づける[3,4]ので，これらの2つの変数で前歯部の形態を表現できる．前歯部形態の決定に関与する因子には，口腔周囲筋の機能力のほかに中切歯，側切歯，犬歯の歯冠近遠心幅径，歯のティップとトルクがある．さらに上下前歯部の適切な排列にトゥースサイズレシオが関係する．Andrews[5]は，アーチフォーム研究の問題として，歯列弓を咬合面方向から見たときに，もっとも顕著に見える唇・頬側の特徴が検討されていると指摘した．上顎切歯でもっとも唇側に見えるのは切縁であり，上顎大臼歯では歯肉側部分が見える．これらは，ブラケットを装着するFAポイントの領域から大きく外れており，歯冠の厚みの補整もなされないので，歯の排列がアーチワイヤー形状に依存するSWAの歯列弓形態を検討するには不適切であるとした．

　Andrewsは，ストレートワイヤーアプライアンスにおけるアーチフォームを検討する際に，個体の歯列弓形態，歯冠唇頬側面上のブラケットの位置，スロットベースから歯面までの距離の3つの因子で決定されることを見いだした[5-7]．そこでアーチフォームは，FAポイント上で歯冠の厚みをブラケットのステム（⇒図2-2-5参照）の高さで補整してアーチフォームを設計することとなった．上下顎歯列弓のブラケットは，臼歯部から前歯部になるに従ってステムが高くなった．そうして，ブラケットを装着する領域であるFAポイントで，咬合平面と臨床歯冠軸（FACC）に基づくティップとトルク，イン-アウトの3つの要素の存在を知ることとなった[5]．

Chapter2 プリアジャステッドアプライアンスを理解する

3 　MBT™ システムが歯列弓形状に与える影響と歯の排列に必要な処置

　プリアジャステッドアプライアンスでは，Angle の "line of occlusion"[8]（図2-5-4）を達成するように歯を移動しなければならないので，滑らかなアーチフォームの形状を得るよう歯冠の唇舌的，頬舌的形態の特徴をブラケットのステムの高さとトーインで調整された．

　前歯部の歯冠近遠心幅径が大きければ，前歯部歯列弓は叢生あるいは切歯が唇側傾斜して[8]，ALD を解決しなければならない（図2-5-5）．矯正歯科治療による下顎犬歯間幅径を変化させたり下顎切歯を唇側傾斜させたりすると，治療後の歯列弓の安定性に影響することがわかっている[2]．矯正歯科治療によって下顎犬歯間幅径を変化させない（変化しない）という原則は，エッジワイズ法において得た臨床的経験知であり，生体が環境に順応するということで説明できる．MBT™ システムで下顎切歯ブラケットに付与された－6°のトルクは，下顎切歯の唇側傾斜を防止するために切歯歯根にラビアルルートトルクを発揮するように設計したものである[9]．

　Miyake[10] は，ClassⅠ不正咬合の MBT™ システムによる治療前後の歯列弓形状の変化について検討した．その結果，下顎犬歯間幅径が変化しなかったことを確認し，軽度の叢生を示す非抜歯群では，歯列弓形状に変化を認めなかったが，叢生量の多い抜歯群の上顎歯列弓では歯列弓形状の尖形化が観察された．非抜歯群および抜歯群ともに治療後に上下顎の前歯部歯列弓長径が長くなった．これは，犬歯間幅径および切歯のトルクを維持したまま前歯を排列した結果で，抜歯群の上顎歯列では歯冠近遠心幅径の大きい上顎切歯を排列するために尖形化が生じたものと考えられた[10]．

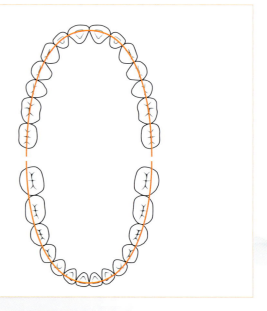

Angle の line of occlusion

図2-5-4（Proffit WR：Contemporary Orthodontics, 3rd edition, Mosby, St Louis, 2000より改変）

44

2-5 歯列弓形状は前歯部で決まる

前歯部 ALD への生体の順応

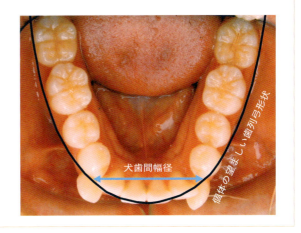

図2-5-5 個体のもつ前歯部歯列弓形状に適応するために，左右側犬歯が唇側に転位し前歯が排列されたと考えられる．

　前歯の歯冠近遠心幅径の大きさは，矯正歯科治療で下顎犬歯間幅径が変化しないで個体がもつ固有の前歯の形状に適応するために，切歯のトルクや傾斜を変動させる可能性があり，前歯の移動を適切に制御するうえで重要な要因と考えられる．したがって，歯の形態が最終的な歯列弓の形状や咬合に影響を与えることから，MBT™ システムで歯を排列するためには，トゥースサイズレシオを検討した上でストリッピングやワイヤーの細部調整が必要であることを示唆している．

Conclusion

望ましい歯列弓形状には，歯冠形態の大小にかかわらず固有の形状があると考えられる．前歯部で決定される治療前の歯列弓形状は，個体の理想的な歯列弓形状に近似しておりアーチフォームを選択するときに参照される．MBT™ システムの作用による前歯部歯列弓形状の変形を回避するために，治療中に歯冠近遠心幅径の調整とトルクコントロールが重要となる．

参考文献
1) Graber TM: Current Orthodontic Concepts and Techniques Volume 1, WB Saunders Company, Philadelphia, 1969.
2) Williams JK, Cook PA, Isaacson KG, Thom AR: Fixed orthodontic appliance - Principles and practice, Butterworth-Heinemann, Oxford, 1995.
3) 大谷伸一：下顎における歯列弓形状と顎骨形態との関連性．奥羽大歯学誌 28，179-188，2001.
4) 竜 立雄：日本人正常咬合者の上下顎歯列弓形状の相関．奥羽大歯学誌 29：158-170，2002.
5) Andrews LF: Straight Wire The Concept and Appliance, LA Wells, San Diego, 1989.
6) Andrews LF: The straight wire appliance explained and compared. J Clin Orthod 10：174-195, 1976.
7) Andrews LF: The straight-wire appliance. Extraction series brackets. J Clin Orthod 10：581-588, 1976.
8) Proffit WR: Contemporary Orthodontics, 3rd edition, Mosby, St Louis, 2000.
9) McLaughlin RP, Bennett JC, Trevisi HJ: Systemized Orthodontic Treatment Mechanics, Mosby International, St Louis, 2001.
10) Miyake H, Ryu T, Himuro T: Effects on the Dental Arch Form Using a Preadjusted Appliance with Premolar Extraction in Class I Crowding. Angle Orthod 78：1043-1049, 2008.

Chapter 3

プリアジャステッド
アプライアンスの基本

3-1 プリアジャステッドアプライアンス（MBT™ システム）の歴史

Introduction　MBT™ システムは，より効率的な歯の移動を可能とする Straight-Wire® appliance（SWA）のプリスクリプションを，1970年代の前半に McLaughlin が検証することから始まる．MBT の呼称は McLaughlin，Bennett，Trevisi の頭文字を付けたもので，この3人の矯正歯科医の協働によりシステムとして確立された．

1　新しい治療概念

1．SWA の検証

McLaughlin は，Andrews との出会いで伝統的なスタンダードエッジワイズ法と比較することで SWA が優れていることを知り，1970年代前半には歯の移動の効率を向上する治療メカニクスを志向し始めたようだ．SWA ブラケットは鋳造によって製作され，Andrews はトルクインベースの特許を取得していた．McLaughlin は，1976年から1983年までの7年間開業のかたわら Andrews のオフィスでパートナーを務めた．1978年には，McLaughlin がコースを開催し，Trevisi，Bennett が相次いで参加した．1979年の10月には，McLaughlin と Trevisi による最初のコースが開催された．

McLaughlin と Bennett は，1976年から1993年までおもにスタンダード SWA を使用して，前歯や側方歯のトルクを変更しながらスライディングメカニクスと弱い矯正力に基づいた新しい治療概念を発展させた[1]．

その後，「Journal of Clinical Orthodontics」に1989年から1992年に McLaughlin と Bennett による論文が多数掲載された．論文は，筆頭者が McLaughlin と Bennett に分かれており，分担して執筆したことをうかがわせる．筆者がこれらの論文を知ったのは，1991年ころである．当時臨床で悩んでいた問題を的確に論述していたことに驚かされた．1993年に「Vector 3」とこれらの論文をまとめて書籍化したのが，Bennett と McLaughlin による「Orthodontic Treatment Mechanics and the Preadjusted Appliance」（Book I）で，この書籍で伝統的エッジワイズ法の問題とプリアジャステッドアプライアンスの特徴が解説され，内容は世界的に受け入れられた[1]（図3-1-1）．邦訳は，いち早く大西馨先生と高田健治先生の監訳で1994年5月に刊行された．

3-1 プリアジャステッドアプライアンス（MBT™システム）の歴史

書籍からみたMBTの歴史

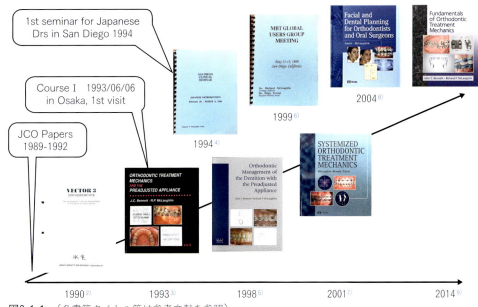

図3-1-1　（各書籍タイトル等は参考文献を参照）

2．日本での紹介

　McLaughlinが始めて来日したのは，1993年6月6日（日）9：00～17：00大阪の千里ライフサイエンスセンターで，BookⅠの邦訳の出版を見据えてのOne day seminar Course 1の開催（定員70名）のためだった．当時，A-Company製品を取り扱う代理店であった関係から（株）松風の宮島勝氏が準備した．

　翌1994年2月28日から3月1日まで，日本人ドクターを対象としたサンディエゴコースがはじめて開催され，松風矯正課とともに筆者が代表となってコースの参加者を募り7名が受講した（図3-1-2）．それ以来，国内でのMcLaughlinのコースは移籍の関係で主催者がたびたび変わったものの現在まで続いている．

国内でのMcLaughlinのコース

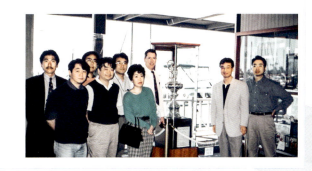

図3-1-2　1994年にSan Diegoで日本人の先生を対象として開催された第1回セミナーの参加者

49

Chapter3　プリアジャステッドアプライアンスの基本

2　プリアジャステッドアプライアンスの再検討

1．プリスクリプションの変更

　McLaughlin, Bennett, Trevisi は，1993～1997年の間にプリアジャステッドアプライアンス（Bennett-McLaughlin Appliance System）を再検討した．Andrews の特許が1996年ころに切れ，McLaughlin は 3 M ヘルスケアとともに1997年に MBT™ システムのプリスクリプションを変更し，現在の MBT™ ブラケットを設計した．ブラケットは金属射出技術で作製され，スロットサイズは0.0228と0.022スロットより少し大きめで遊びがより大きく効果的に働いた．

　MBT™ システムを開発する要点は，どうすればそれぞれのブラケットを正確に歯に装着できるか，ブラケットスロットにアーチワイヤーをバインディングなく静的に装着できるか，にあった．言い換えれば，ブラケットを正確に位置づけたうえで，ブラケットスロット内で生じる摩擦抵抗を小さくし，弱い矯正力を適用して効率的にスライディングメカニクスを発揮させることにあった．これはプリアジャステッドアプライアンスを開発し長年治験を検討して精選した内容であり，同時に14項目のフィロソフィーを確認している（⇒表3-2-1参照）．

2．MBT™ システムの完成

　 2 年後の1999年 5 月11日から13日サンディエゴの McLaughlin のオフィスで，American Association of Orthodontics（AAO）の年次会議に合わせて MBT Global Meeting が開催された（図3-1-3）．さらに 2 年後の2001年「Systemized Orthodontic Treatment Mechanics」（Book Ⅲ）が出版された．邦訳は，「システマイズドオルソドンティックメカニクス」のタイトルで古賀正忠先生を中心に MBT 研究会有志の翻訳で2002年10月に刊行された．この書籍は，1997年に変更されたプリスクリプションについて臨床例を検証し，1999年の Global Meeting を経て書籍化したと考えられる．したがって，MBT™ システムは1997年に完成されたと考えてよいのではないかと思う．その後，2009年 4 月に McLaughlin は Ultradent 社に移籍し MBT ブラケットのスロットサイズを0.0228インチからより正確な歯のコントロールを志向して0.022スロットとし，MBT のプリスクリプションを保持したままブラケットを設計した（エイベックス MX メタルブラケット）．

3-1 プリアジャステッドアプライアンス（MBT™システム）の歴史

MBT Global Meeting

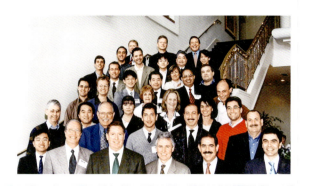

図3-1-3　1999年に San Diego で開催された MBT グローバルミーティングの参加者

Conclusion

MBT™ システムは完成されてから20年が過ぎ，プリスクリプションに大きな変更がなく使用されてきた．.0228スロットのほうがより好ましい移動が生じることから，McLaughlin はスロット内のあそびが重要であると指摘している．また，2017年に McLaughlin はフォレスタデント社に移籍してスロットサイズを0.0228に戻し，金属射出成形でブラケットを作製している．プリスクリプションについては，これまでのものと大きな変更はなされていない（⇒ p.69参照）．

参考文献

1）McLaughlin RP, Bennett JC, Trevisi H：システマイズドオルソドンティックメカニクス．古賀正忠，氷室利彦監訳，エルゼビア・サイエンス，2002.
2）Bennett JC, McLaughlin RP：VECTOR 3 Orthodontics The systemised clinical application of preadjusted appliance, Straight Wire Courses Ltd., East Sussex, 1990.
3）Bennett JC, McLaughlin RP：Orthodontic Treatment Mechanics and the Preadjusted Appliance, Wolfe Publishing, 1993.
4）McLaughlin RP：San Diego Clinical Seminar, Japanese Orthodontists, San Diego, February 28-March 4, 1994.
5）Bennett JC, McLaughlin RP: Orthodontic Management of the Dentition with the Preadjusted Appliance, ISIS Medical Media, Oxford, 1998.
6）McLaughlin RP, Trevisi HJ：MBT global users group meeting, San Diego, May 11-13, 1999.
7）McLaughlin RP, Bennett JC, Trevisi HJ：Systemized Orthodontic Treatment Mechanics, Mosby International, St Louis, 2001.
8）Arnett GW, McLaughlin RP：Facial and Dental Planning for Orthodontists and Oral Surgeons, Moby International, St Louis, 2004.
9）Bennett JC, McLaughlin RP：Fundamentals of Orthodontic Treatment Mechanics, Le Grande Publishing, 2014.

3-2 プリアジャステッドアプライアンス（MBT™ システム）の基礎知識

Introduction　McLaughlin, Bennett, Trevisi は，MBT™ システムのフィロソフィーとして以下の14項目[1,2]を挙げている（表3-2-1）．ここではそれぞれについての解説と，基本手技について述べてみたい．

1　MBT™ システムのフィロソフィー

1．ブラケットの選択

MBT™ システムの効果を最大限に発揮させるためには，適切なブラケットを使用する必要がある．McLaughlin[3]によれば，.022スロットのブラケットでもAndrews（第一世代）と Roth（第二世代）のブラケットは鋳造によるものであった．第三世代の MBT は，金属射出成形法（MIM: Metal Injection Molding Method）で作製され，.0228スロットは.022スロットよりほんの少し大きく作られた．第四世代では，より正確なコントロールを志向し CNC 加工（Conputerized Numerically Control Machining）で.022スロットとした．

ブラケットの製作法とスロットサイズのわずかな差異は，治療成績に違いを生じさせ，金属射出成形法（MIM）の.0228スロットは，.022スロットよりもわずかにサイズが大きく，あそびが効果的に働くとしている．

表3-2-1　MBT™ システムのフィロソフィー（1997）

1	・ブラケットの選択
2	・ブラケットシステムの多機能性
3	・ブラケットの正確な位置づけ
4	・弱い持続的矯正力
5	・.022スロット vs .018スロット
6	・治療初期のアンカレッジコントロール
7	・アライニング時の犬歯の個別的移動
8	・グループ移動による空隙閉鎖
9	・3種類のアーチフォームの順序立った適用
10	・フィニッシングにおける歯列弓形状の個別化
11	・一つのサイズのレクタンギュラーワイヤー
12	・フックとスライディングメカニクス
13	・トゥースサイズディスクレパンシーへの気づき
14	・フィニッシングにおける細部調整へのこだわり

3-2 プリアジャステッドアプライアンス（MBT™システム）の基礎知識

プリアジャステッドアプライアンスの発展

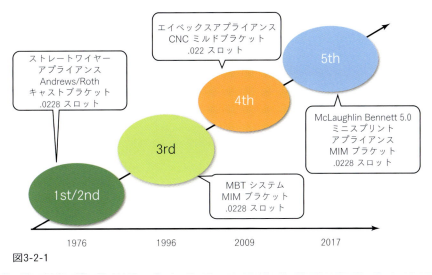

図3-2-1

McLaughlin[3]は，第四世代でブラケットの製作にCNC加工を採用して.022スロットとしたが，2017年発表の第五世代で第一世代以来の.0228スロットに戻し，第三世代の金属射出成形法に再度転換した（**図3-2-1**）．

2．ブラケットシステムの多機能性

MBT™システムは，.022×.028スロットのブラケットと.019×.025 SSワイヤー上でスライディングメカニクスを適用して効率的に歯を移動させ，空隙を閉鎖するという基本的概念をもっている．これらの達成には弱い矯正力を適用するために，レベリング・アライニングを完成する必要があり，ティップ，トルク，イン-アウトを症例に合わせて制御する[1,4,5]．

MBT™システム Versatile⁺ブラケットは，さまざまな不正咬合の状況で個別的に対応するための多機能性を備えており，不正咬合や治療経過の状況に応じて，ティップ，トルク，イン-アウトを変更してブラケットを適切に選択することで歯の移動を制御する[1,2,4,5]．ブラケットの多機能性（**表3-2-2**）は，ブラケットの在庫を抑制するとともにワイヤー屈曲の頻度を少なくする．

表3-2-2　MBT™システムの多機能性

1	・口蓋側転位した上顎側切歯の設定　−10°
2	・上顎犬歯のトルク　−7°，0°，＋7°
3	・下顎犬歯のトルク　−6°，0°，＋6°
4	・下顎切歯　同じトルクとティップなので交換可能
5	・上顎小臼歯　同じトルクとティップなので交換可能
6	・上顎第一大臼歯に上顎第二大臼歯チューブを使用
7	・大臼歯のClass Ⅱフィニッシュのため，ディスタルオフセット10°の上顎第一，第二大臼歯にオフセット0°の反対側の下顎第二大臼歯チューブを適用する

3．ブラケットの正確な位置づけ

インダイレクトボンディング法，ダイレクトボンディング法にかかわらずブラケットを正確に位置づけることは難しい．その理由は，治療ゴールの設定と生体反応の予測が難しいことにある．近年のデジタル技術は，著しい発展を遂げ矯正歯科医療においても応用が始まっている．しかし，口腔内スキャナーを用いて上下顎歯列をデジタルセットアップしたとしても，歯列上でどのようにセットアップするかが不明瞭であること，臨床的効果を正確に予測できないこと，歯冠形態のばらつきが大きいことから，現在のところ十分な予測精度は得られない．

現在の段階で治療ゴールを想定して上下歯列をセットアップする場合，以下の手順になるだろう．まず下顎の咬合平面を平坦化し前歯部の歯列弓形状にあったアーチワイヤーをもとに排列する．次に各歯のブラケットスロットを FA ポイントの近傍に位置づけ，最適なティップを与える．しかし実際には，歯の形態が原因で理想的にセットアップすることは難しい．そのため初期のセットアップで治療を進めることになるが，治療経過中に必要に応じて歯冠近遠心幅径を IPR（interproximal reduction）で調整しなければならない．

4．弱い持続的矯正力

SWA の第一世代と第二世代では，比較的強い矯正力が適用された．できるだけ弱い矯正力の適用で，それまでみられたトルクロスやローラーコースター効果による過蓋咬合の発生を避けることが McLaughlin らの治療システム開発の鍵となっている．抜歯空隙を閉鎖するときに，強い矯正力が適用された伝統的な矯正治療法では，上顎切歯のパラタルルートのトルクロスがみられた．弱い矯正力は200g以下とされ[1]，プリアジャステッドアプライアンスにおける空隙閉鎖のスライディングメカニクスに適用される（図3-2-2）．

歯の移動に適用される矯正力は，正味の最適な矯正力にブラケットスロットとワイヤーの間で生じる摩擦抵抗を加えたものになる．したがって，ブラケットとワイヤーとの間で生じる摩擦抵抗が実際に歯に適用する矯正力の大きさを左右するので，空隙閉鎖では摩擦抵抗をどう小さくするかが重要となる．

5．.022スロット vs .018スロット

プリアジャステッドアプライアンスは，.022スロットでもっとも大きな効果を発揮する[1]．スロットサイズとワイヤーとの組み合わせは，.018よりも.022のほうがより多様な矯正力を適用できる（図3-2-3）[6]．また，空隙閉鎖において，.018スロットと.016×.025レクタンギュラーSS ワイヤーの組み合わせと.022スロットおよび.019×.025レクタンギュラーSS ワイヤーとの組み合わせでは，.018スロットのほうがより大きなワーキングワイヤーのたわみやバインディングを引き起こす（⇒図3-4-2参照）．

3-2 プリアジャステッドアプライアンス（MBT™システム）の基礎知識

スライディングメカニクスによる空隙閉鎖

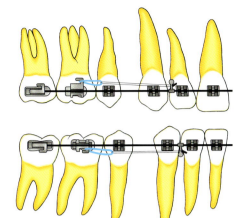

図3-2-2　上顎第一大臼歯のフックと側切歯遠心のフックにアクティブタイバック装着し，モジュールを活性化させて空隙を閉鎖する（McLaughlinほか：Systemized Orthodontic Treatment Mechanics, Mosby, 2001より改変）．

.022スロットと.018スロットの比較

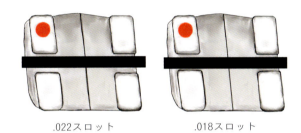

.022スロット　　　.018スロット

図3-2-3　同じワイヤーサイズを示す．.022スロットのほうがあそびが大きい．.018スロットではティップの精度がより求められる．

6．治療初期のアンカレッジコントロール

　SWAでは，上下顎前歯ブラケットにティップを追加されていたために，治療初期に前歯が近心に傾斜し，アンカレッジロスと同じ歯の移動が生じた．MBT™システムでは，弱い矯正力を適用することで，ティップ量を減少させることが可能なことがわかり，ティップの追加が削減された[1,4]．

　また，抜歯空隙への犬歯の遠心移動の初期に細いワイヤーで矯正力を加えると，抜歯空隙への歯の傾斜，小臼歯部での開咬が生じ前歯部のオーバーバイトを深くするローラーコースター効果を起こす[1,6]．

　犬歯のレースバックは，もっとも遠心にある第一大臼歯あるいは第二大臼歯のフックから側方歯を犬歯までを.009インチあるいは.010インチの結紮線を用いて「8の字」に結紮することをいう（図3-2-4a）．レースバックは，抜歯，非抜歯にかかわらず治療初期に犬歯歯冠部の近心への傾斜を防止し，犬歯の根尖部を遠心に移動させ，側方歯の整直を図り，アンカレッジを強化するための有効な方法である[6]（図3-2-4a, b）．レースバックには，臼歯部の歯根を整直させ準備固定の効果がある．

Chapter3　プリアジャステッドアプライアンスの基本

犬歯のレースバック

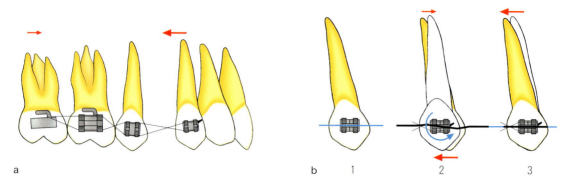

図3-2-4　(McLaughlin ほか：Systemized Orthodontic Treatment Mechanics, Mosby, 2001より改変)
a：レースバックは，第一大臼歯あるいは第二大臼歯のフックから側方歯を犬歯まで「8の字」に軽く力を加えて結紮することをいう．犬歯のレースバックによって，犬歯は歯根膜腔内で遠心に傾斜するが，断続的矯正力なのでそのまま距離が一定に保たれ，側方歯群に装着されたワイヤーの持続的矯正力のリバウンドによって犬歯歯根の遠心方向への移動および第一大臼歯あるいは第二大臼歯の整直が図られる．
b：レースバック前の犬歯（1）にレースバック（2）すると，犬歯は歯根膜腔の範囲内で歯冠が遠心方向に，歯根が近心方向に少し傾斜する．その後たわんだ初期ワイヤーの .016 HANT ワイヤーのリバウンド作用（2の水色矢印）が働き，犬歯の根尖部（3）が遠心に移動する．レースバックは，治療初期に歯冠部の近心への傾斜を予防し，犬歯の根尖部を遠心に移動させるとともに側方歯の整直を図り，アンカレッジを強化する．

7．アライニング時の犬歯の個別的移動

　　前歯部のレベリング・アラニングにおいて叢生がある場合，犬歯を遠心に移動させ切歯を排列するための空隙を確保する必要がある．

　　もし犬歯の遠心移動が不十分な状況で切歯をブラケティングした場合，切歯は唇側傾斜や近心傾斜し，叢生を解消することになる．

　　犬歯が著しくアーチフォームから外れていたり著しく近心に傾斜している場合は，小臼歯を抜去して，犬歯を個別的に遠心移動させる（図3-2-5）．このとき，上

犬歯の個別的移動

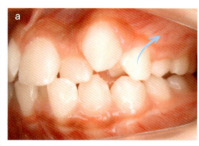 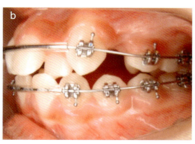 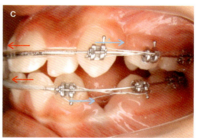

図3-2-5　治療初期に犬歯を個別的に遠心に移動することが少なくない．
a：11歳10か月の男子．犬歯関係が Class Ⅱ になっている．下顎第一小臼歯の抜去に先んじて上顎第一小臼歯を抜去する．
b：犬歯の Class Ⅰ 関係を達成するために，上顎の抜歯を優先させている．積極的に犬歯を遠心移動しないで，歯列内への誘導を図っている．
c：上顎左側犬歯が遠心移動して左側犬歯関係が Class Ⅲ となったので，下顎左側第一小臼歯を抜去し，下顎左側犬歯の遠心移動を開始した．上下顎切歯の叢生を解消するために上下顎犬歯の遠心移動が必要となっている．犬歯の遠心移動前に下顎切歯にブラケティングした場合，前歯の ALD を解消するために，上下顎切歯は唇側に傾斜されたと考えられる．

3-2 プリアジャステッドアプライアンス（MBT™システム）の基礎知識

空隙閉鎖の2つの方法

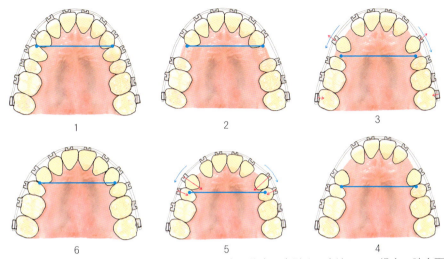

図3-2-6a　2ステップ法．犬歯を遠心に移動してから，切歯を後方に牽引する方法．この場合，咬合面方向から犬歯を観察すると，遠心移動によって，側方にもわずかに移動される．次の切歯の遠心移動時には，犬歯，第二小臼歯が口蓋側方向に移動されることになる．また，犬歯を移動することによって，切歯部のアベイラブルアーチが増加して，ALDが解消されるとともに切歯周囲の歯槽骨の改造が起きる．

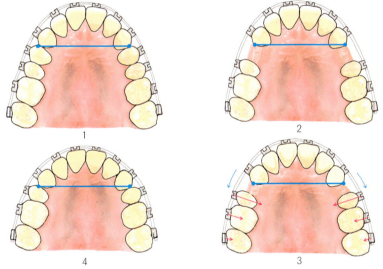

図3-2-6b　グループ移動．犬歯から犬歯までの前歯を一体として遠心移動させる．犬歯間幅径に変化はなく，比較的直線的な側方歯部のアーチワイヤーが臼歯部スロット内をスライディングメカニクスで滑走することになる．

下顎犬歯の前後的ClassⅠ関係を重視すべきである．ClassⅡ関係の場合は，犬歯のClassⅠ関係を最初に達成する必要がある．

8．空隙閉鎖における2ステップ法とグループ移動の比較

抜歯空隙を閉鎖する方法には，前歯部のグループ移動(en masse)と犬歯を遠心移動した後に切歯を遠心移動する2ステップによる手法がある（図3-2-6a, b）．2ステップ法は，より少ないアンカレッジで空隙を閉鎖できると考えられるが，煩雑でありその過程での問題の発生によって治療期間を延長させる可能性がある．

Chapter3 プリアジャステッドアプライアンスの基本

摩擦抵抗

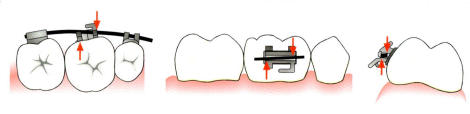

図3-2-7 a：1stオーダーの摩擦抵抗(回転)．b：2ndオーダーの摩擦抵抗(傾斜)．c：3rdオーダーの摩擦抵抗(トルク)．

　これらの2つの方法について比較した論文[7-9]によれば，アンカレッジロスについては有意な差がなく[7-8]，2ステップ法で上顎中切歯の挺出と舌側傾斜[7]が認められトルク制御の問題が指摘されている．上顎第一大臼歯については，統計学的に有意な差が認められないものの，2ステップ法で平均近心移動量がグループ移動に比較して大きかった．これは2ステップ法がアンカレッジロスの防止のためにグループ移動より，より効果的であるとする多くの臨床医の考えに対して反証しているように思える[8]．

　検証を必要とするが，グループ移動のほうがより少ない期間で空隙を閉鎖させ，空隙閉鎖の方法は歯根吸収に影響しないようだった[9]．したがって，上下顎犬歯の前後的関係と治療の進行状況によって空隙閉鎖の方法を選択することになるが，グループ移動のほうが治療期間を短縮させると考えられる．

　犬歯は歯列弓の変曲点にあり，犬歯を遠心移動するときには，咬合面から観察すると犬歯は遠心に移動しながら側方に移動することになり，緻密骨と接近する(図3-2-6aの3)．第二小臼歯には内側への力が働くと考えられる．さらに切歯を遠心に移動するときには，犬歯は口蓋側方向に移動されることになり，1stオーダーの摩擦抵抗[6]が増加する(図3-2-6aの5, 図3-2-7)．

　一方，グループ移動の場合は，切歯，犬歯のレベリング・アライニングが終了し犬歯が側切歯と良好な接触関係となった後に，残った犬歯遠心の空隙のところで閉鎖される．犬歯間幅径に変化はなく，比較的直線的な側方歯部のアーチワイヤーが臼歯部スロット内をスライディングメカニクスで滑走することになる(図3-2-6b)．したがって，6前歯をグループ移動する場合には，臼歯には口蓋側方向への力が加わり，1stオーダーの摩擦抵抗[6]が増加する．しかし，アクティブタイバックによる唇頬側の引張力は，臼歯部の側方への拡大力として作用している．

9．3種類のアーチフォームの順序だった適用

　MBT™システムでは，テーパード形，オーボイド形，スクエア形の3種類のアーチワイヤーから，患者の前歯部の形状に合わせてアーチフォームを選択する．治療段階の目標に合わせて，ラウンドワイヤーのNi-Tiワイヤー，レクタンギュラーの

3-2 プリアジャステッドアプライアンス（MBT™システム）の基礎知識

治療段階と使用するワイヤー

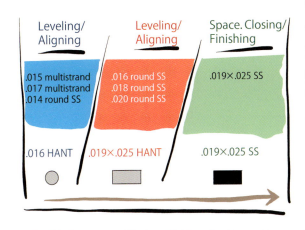

図3-2-8 治療段階に合わせて3種類のアーチフォームを適用する．

Ni-Tiワイヤー，レクタンギュラーSSワイヤーを順に適用する（図3-2-8）．

レベリング・アライニングのための最初の.016 HANTワイヤーから，.019×.025 HANTの変化は，同じ材質であるがラウンドワイヤーからレクタンギュラーワイヤーに形状が変わることで，歯根がある程度移動される．しかし，歯根のトルクの制御は十分ではない．次の段階では，.019×.025 HANTから，同じ形状の.019×.025 SSワイヤーが装着されることで確実にトルクが制御され，Speeカーブの平坦化が進む．

10. フィニッシングにおける歯列弓形状の個別化

レベリング・アライニングの段階ではNi-Tiワイヤーを適用するので，アーチワイヤー形状の個別的対応ができない[1]．歯列弓形状の個別化は.019×.025 SSワイヤーでワイヤーをわずかに屈曲し適用される．治療の最終段階で，細かな咬頭嵌合の問題が顕在化するが，歯冠形態の不調和の問題を含めた排列上の問題としてとらえ，ステンレススチールワイヤーを屈曲・調整してアーチワイヤーを個別化する[1]．

11. 一つのサイズのレクタンギュラーワイヤー

資源活用の意味で，ワイヤーの在庫を削減することは大切である．レクタンギュラーワイヤーは，.019×.025のHANTとSSが使用される．

MBT™システムでは，.022×.028スロットで.019×.025 SSワイヤーを使用することで，10°のあそびがあり（図3-2-9），効果的に働く．それより大きなワイヤーサイズを適用しても，利益は認められなかったとしている[6]．

MBT SmartClip™[7]では，ブラケットスロットにワイヤーを装着するときに痛みが生じることから，レクタンギュラーワイヤーの角を丸めたハイブリッドワイヤーを使用していた．角が丸められトルクがロスするので，それを補償するために.021×.025のサイズにアップされていた．

MBT™ ブラケットのあそび

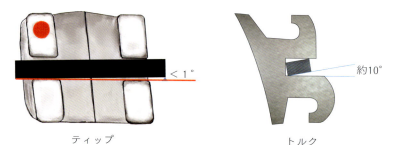

図3-2-9 .022×.028スロットに.019×.025 SSワイヤーを装着したときのトルクとティップのあそび.

12. アーチワイヤーフックとスライディングメカニクス

　MBT™ システムの特徴は，スライディングメカニクスによって空隙を閉鎖することにある．側切歯ブラケットの遠心にフックを付加し，第一大臼歯のフックと側切歯ブラケット遠心のアーチワイヤーフックにアクティブタイバックをつけ，モジュールを活性化して牽引する．前歯部のフックにはクリンパブルフックを使用している（図3-2-2）．

13. トゥースサイズディスクレパンシーの気づき

　細部調整とフィニッシングの治療段階で，前歯の排列に問題が生じる場合がある．上下顎前歯の排列は，歯の大きさとトルク，ティップの要因が影響して決定される[1]．ボルトンのトゥースサイズレシオ分析[2]は，上下の前歯部および上下歯列間の歯の大きさが調和する対応関係を知るために用いられる（⇒4-7参照）．

　上顎と下顎で歯群の大きいほうを確定した後に，上下歯群が調和する対応表で示された歯冠近遠心幅径の理想値と実際の計測値との差を求め，歯冠近遠心幅径の大きい歯群を小さい歯群の大きさに適合させるための余剰量を知る．トゥースサイズレシオでは，切歯のティップやトルクが反映されないので注意が必要である[1]．

14. フィニッシングにおける細部調整へのこだわり

　エッジワイズ法の治療は，段階的に進行し治療の初期に前歯の叢生が劇的に是正される．これは側方歯の Class I 関係が達成されて叢生が是正される必要があるが，歯の大きさやブラケットポジションの問題など治療過程での問題が起き，それらの是正のために最終のフィニッシングに長い時間が必要となる．問題の原因を迅速に判断し解決することが求められる．患者の立場からすると，主訴の前歯部の問題がある程度改善され治療期間が延長していると判断してしまうことが多いので，この時期はとくに丁寧な説明が必要である．

3-2 プリアジャステッドアプライアンス（MBT™システム）の基礎知識

2　MBT™ システムの基本手技

　MBT™ ブラケットを使って，いわゆるスタンダードエッジワイズ法やセクショナルアーチ法，マルチループ法を適用した場合，MBT™ システムとはいえない．MBT™ システムには，プリアジャステッド法特有の手技がある．治療段階で必要な基本的技法を適用して，MBT™ システムの治療メカニクスといえる．

1．犬歯レースバック[1, 6, 10]

　最初の .016 HANT ワイヤーによるレベリング・アライニングで第一大臼歯あるいは第二大臼歯から犬歯までをいわゆる「8の字」結紮する．これにより，ワイヤーのリバウンド効果とともに犬歯の歯根を遠心移動させる（⇒図3-2-4a，図3-4-5参照）．

2．ベンドバック[1, 6, 10]

　レベリング・アライニングで第一大臼歯あるいは第二大臼歯チューブの遠心でワイヤーを屈曲しワイヤーの抜けを防止する．切歯にブラケティングした場合は，切歯の唇側傾斜を防止する（⇒図3-4-6参照）．

3．アーチワイヤーフック[1, 6, 10]

　.019×.025 SS アーチワイヤーで側切歯と犬歯間の側切歯ブラケットの遠心ウィング近くに設置するフック．大臼歯ブラケットのフックとアーチワイヤーフックに結紮線を結びパッシブタイバックしたり，前歯の遠心移動のためにアクティブタイバックをつけたりする（図3-2-10）．

4．パッシブタイバック[1, 6, 10]

　アーチワイヤーの抜けを防止し，切歯のトルク制御を確実にして唇側傾斜を防止する（図3-2-10）．

5．アクティブタイバック[1, 6, 10]

　エラスティックタイバックともいう．空隙閉鎖のためにモジュールに結紮線を通し，第一大臼歯のフックにモジュールを掛け，.019×.025 SS アーチワイヤーのフックに結紮し，モジュールを活性化する．モジュールを伸ばし50〜100mg の力を荷重する（図3-2-11）．MBT™ システムではエラスティックチェーンを使用しない．

6．スライディングメカニクス[1, 6, 10]

　.019×.025 SS アーチワイヤーで臼歯部スロットの中でワイヤーを滑走させ前歯のグループ移動や歯を移動させる方法をいう（図3-2-11）．

Chapter3 プリアジャステッドアプライアンスの基本

パッシブタイバック

アクティブタイバックとスライディングメカニクス

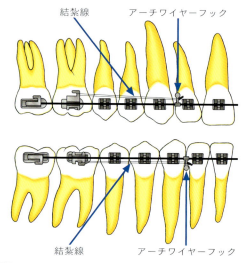

図3-2-10　0.010インチの結紮線を第一大臼歯のフックからアーチワイヤーフックに結びつける.

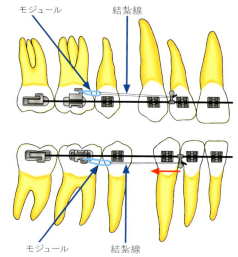

図3-2-11　0.010インチの結紮線にモジュールを通し第一大臼歯のフックにモジュールを一度伸ばし元のモジュールの直径の2倍程度に伸ばした状態でアーチワイヤーフックに結びつける.

7．エラスティック

　フィニッシングと細部調整の段階において，側方歯部のClass ⅡやClass Ⅲ関係を示す場合に使用される．前歯のアーチワイヤーフックにエラスティックを掛けることは，切歯トルクを喪失させる可能性が高いので推奨されない(図3-2-12)．第二大臼歯フックにエラスティックを掛けることも第二大臼歯の近心傾斜を引き起こす(図3-2-13)．

　側方歯部に近遠心的不調和がある場合には，.019×.025 SS アーチワイヤーで側方歯に"N字"のエラスティックを掛ける．著者は，それぞれショート Class Ⅱ エラスティック(図3-2-14)，ショート Class Ⅲ エラスティックと呼称している(図3-2-15)．

3　学ぶべきは治療アルゴリズムと治療メカニクスにある

　歯を移動して不正咬合を改善するためには，最適な手順があり，本書ではこれを治療アルゴリズムといっている(図3-2-16)．MBT™ システムでは，6つの治療段階(表3-2-3)[1,6,10]にまとめられプリアジャステッド法の基本的手順として理解されている[11]．

　このアルゴリズムに，抜歯法の選択と抜歯のタイミング，レベリング・アライニングの手順が検討される．それらの局面でプリアジャステッド法の技法を適用することで適切な治療メカニクスとなる．

3-2 プリアジャステッドアプライアンス（MBT™システム）の基礎知識

エラスティック

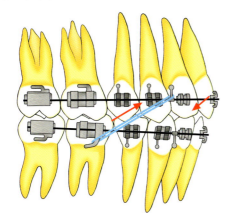

図3-2-12 ClassⅡエラスティックによる切歯トルクのロス：上顎のアーチワイヤーフックへのエラスティックはできるだけ避ける．

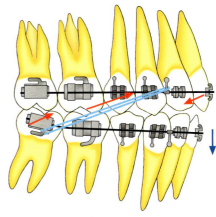

図3-2-13 第二大臼歯フックからアーチワイヤーフックに掛けたエラスティックの副作用：下顎第二大臼歯の近心傾斜と上顎切歯のトルクロスを引き起こし咬合挙上させる．

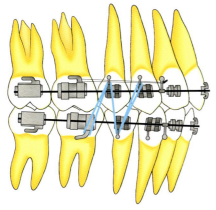

図3-2-14 ショートClassⅡエラスティック："N字"に適用して側方歯のClassⅠ関係を達成する．

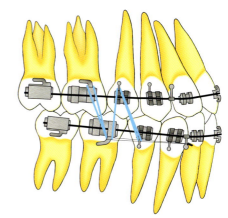

図3-2-15 ショートClassⅢエラスティック．

治療アルゴリズムと6つの治療段階

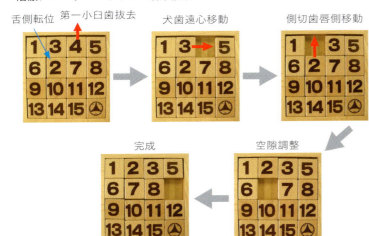

図3-2-16 側切歯舌側転位を是正する治療アルゴリズムの考え方．

表3-2-3　MBT™システムの6つの治療段階

1．アンカレッジコントロール
2．レベリング・アライニング
3．オーバーバイトコントロール
4．オーバージェットリダクション
5．空隙閉鎖
6．フィニッシングと細部調整

Chapter3　プリアジャステッドアプライアンスの基本

4　水平面で近遠心的関係を判断する

　　　　Dental VTO を参考に，第一大臼歯，第二小臼歯の近遠心関係，犬歯，切歯の近遠心関係を直視し即時的に臨床判断する．

　図3-2-17は，上顎正中線が左側に偏位していた症例の細部調整の段階である．右側の大臼歯および小臼歯関係は Class Ⅰ関係で，左側は軽度な Class Ⅱを示している．とりわけ左側犬歯関係に Class Ⅱが残っている．上下顎とも .021×.025 Hybrid SS ワイヤーである．上顎右側はパッシブタイバックして，右側のアーチワイヤーフックから上顎左側側切歯を近心移動させている．さらに上顎左側はエラスティックタイバックでわずかな空隙を閉鎖した．下顎では右側をパッシブタイバックし，アーチワイヤーフックから左側側切歯にエラスティックタイバックを掛け，左側犬歯関係の Class Ⅱ関係を是正するため空隙を確保している．このように水平面上で適用する力の作用方向と大きさを判断する．

水平面（咬合面）で歯の移動方向と矯正力を判断する

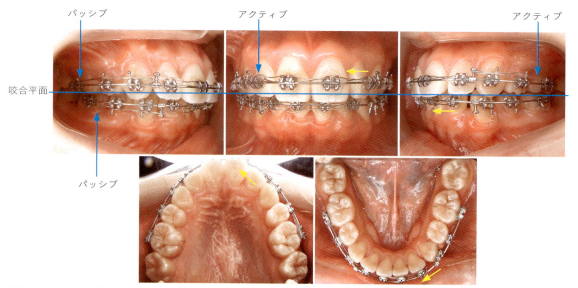

図3-2-17　パッシブタイバックした状態でアーチワイヤーフックにアクティブタイバックをつけ，移動する歯に選択的に矯正力を加える．

3-2 プリアジャステッドアプライアンス(MBT™ システム)の基礎知識

5　診療のたびに口腔内写真を撮影する(目標を行動で表す)

　治療段階のタスクが達成されているか，診療のたびに口腔内写真を撮影し治療をレビューする．これは治療目標の達成を目指し治療経過を写真で評価する行動に目標が表れている．患者に自身の口腔内写真を見せることは，患者が専門知識なしに治療の状況を直感的に理解できるので意義深い(⇒図5-1-2，表5-1-4参照)．

　歯科医師にとっても，タイムラインにそった歯の移動様相から患者の傾向を知ることができ，さらに治療過程で生じる問題を早期に検出し改善することにつながる．モニタリングを続けることによって，エラーがどのように発生するかが浮かび上がる．こうした気づきは，臨床的経験知の形成に大きな影響を与えることになる．

Conclusion

　プリアジャステッドアプライアンス(MBT™ システム)を効果的に活用するためには，その特性を理解し的確な手法を応用し，治療が計画通り進んでいるかモニタリングしながら進めていくことが重要である．自身の治療のレビューは，経験知を豊かにし，より洗練された手法の選択につながり正確なアルゴリズムを構築する深い思考へと導く．

参考文献

1) McLaughlin RP and Bennett JC, Trevisi H:Systemized Orthodontic Treatment Mechanics, Mosby, Edinburgh, UK, 2001.
2) Trevisi H:Historical evolution of functional MBT orthodontics. 3M Japan Health Care, seminar syllabus, Tokyo, 2017.
3) McLaughlin RP:Surgical orthodontic treatment and mechanics overview. 3M Health Care, seminar syllabus, Tokyo, 2018.
4) McLaughlin RP and Bennett JC:Evolution of treatment mechanics and contemporary appliance design in orthodontics:A 40-year perspective. Am J Dentofacial Orthop 147, 654-662, 2015.
5) Trevisi H:SmartClip Self-Ligating Appliance System: Concept and Biomechanics. Elsevier Mosby, Edinburgh, UK, 2007.
6) Bennett JC, McLaughlin RP:VECTOR 3 Orthodontics The systemised clinical application of preadjusted appliance, Straight Wire Courses Ltd., East Sussex, 1990.
7) Heo W, Nahm D-S, Baek S-H:En masse retraction and two-step retraction of maxillary anterior teeth in adult Class 1 women. Angle Orthod 77, 973-978, 2007.
8) Xu TM, Zhang X, Oh HS, Boyd RL, Korn EL, Baumrind S：Randomized clinical trial comparing control of maxillary anchorage with 2 retraction techniques. Am J Orthod Dentofacial Orthop 138: 544-545, 2010.
9) Rizk MZ, Mohammed H, Ismael O, Learn DR: Effectiveness of en masse versus two-step retraction: a systematic review and meta-analysis. Prog Orthod 18: 41, 2018.
10) Bennett JC, McLaughlin RP : Orthodontic treatment mechanics and the readjusted appliance, Wolfe Publishing, 1993.
11) McLaughlin RP, Trevisi HJ : MBT global users group meeting, May 11-13, San Diego, 1999.

3-3 MBT™ システムにおけるプリスクリプションの変遷と妥当性

Introduction

McLaughlin らの書籍などから MBT™ システムのティップ，トルク量の変化をみると（表3-3-1），1997年以降変更されていない．1997年に変更されたプリスクリプションは2001年に刊行した Book Ⅲ に見ることができる．

1 ティップおよびトルク量の妥当性

プリスクリプションが大きく変更された1997年，上顎のブラケットではティップが犬歯，小臼歯で減少され，第一大臼歯，第二大臼歯でマイナスのトルクが増加，ティップも0°から5°に増加している（表3-3-1）．ただし，上顎大臼歯のティップ量は上下顎とも0°で近遠心の頰側咬頭頂に平行に装着することで5°となる．これはBennett と McLaughlin が A-Company でブラケットを開発した当初，大臼歯チューブがバンドで装着されたことに関係する（図2-3-1参照）．上顎大臼歯のブラケットのウイングが頰面溝に平行となるよう頰側咬頭と5°の角度で装着する必要があった．これによってバンドが不適合となるので，大臼歯のティップを0°とし頰側咬頭に平行に装着させるというアイデアが提案された．下顎ではティップが中切歯，側切歯，犬歯で減少された．トルクでは犬歯が－6°に減少し，第一小臼歯，第二小臼歯，第一大臼歯（－20°）で減少した．第二大臼歯は－10°と変更がなかった．下顎の大臼歯ブラケットのティップは0°であるが，近遠心の頰側咬頭に平行に装着することで2°のティップが与えられる．上下顎臼歯歯冠のティップの指標は頰面溝で咬合平面に下ろした角度は上顎大臼歯で5°，下顎大臼歯で2°となっている．

Andrews のオリジナル SWA の下顎大臼歯のトルクは，第一大臼歯－30.0°，第二大臼歯－35.0°となっている．Andrews の norm[2] はそれぞれ－30.67°，－36.03で，Andrews の SWA のほうが MBT™ システムよりも解剖学的計測値に近い．しかし，SWA や Roth のプリスクリプションでは，下顎大臼歯で過度な舌側傾斜を示すことが知られている．プリアジャステッド装置は，平坦なループなしのアーチワイヤーを装着するのが原則であることから，歯に作用する矯正力は単純ではなく，解剖学的計測値に近似したトルク量では歯への実効的トルクが臨床的に強すぎることを示している．最近，3M ヘルスケアの下顎第二大臼歯ブラケットのトルクは，－10°から－15°に変更され－20°に近づけられた（表3-3-1）．これは，下顎第二大臼歯のトルクが－10°の場合，下顎第二大臼歯が頰舌的に整直し過ぎてクロスバイトを呈することに対する修正とみられている．

3-3 MBT™システムにおけるプリスクリプションの変遷と妥当性

表 3-3-1　MBT™ システムのティップ／トルク(°)の変遷

上顎	1	2	3	4	5	6	7
3 M MBT（2017）	4／17	8／10	8／＋7, 0, －7	0／－7	0／－7	5／－14	5／－14
McLaughlin/Bennett（2014）	4／17	8／10	8／＋7, 0, －7	0／－7	0／－7	5／－14	5／－14
McLaughlin/Bennett/Trevisi（2001）	4／17	8／10	8／＋7, 0, －7	0／－7	0／－7	5／－14	5／－14
Bennett/McLaughlin（1993）	5／17	9／10	11／－7	2／－7	2／－7	0／－9	0／－9
Bennett/McLaughlin Vector 3（1990）	5／7	9／3	11／－7	2／－7	2／－7	0／－9	0／－9
オリジナル SWA	5／7	9／3	11／－7	2／－7	2／－7	5／－9	5／－9

下顎	1	2	3	4	5	6	7
3 M MBT（2017）	0／－6	0／－6	3／＋6, 0, －6	2／－12	2／－17	2／－20	2／－15
McLaughlin/Bennett（2014）	0／－6	0／－6	3／＋6, 0, －6	2／－12	2／－17	2／－20	2／－10
McLaughlin/Bennett/Trevisi（2001）	0／－6	0／－6	3／＋6, 0, －6	2／－12	2／－17	2／－20	2／－10
Bennett/McLaughlin（1993）	2／－6	2／－6	5／－11	2／－17	2／－22	2／－26	2／－10
Bennett/McLaughlin Vector 3（1990）	2／－6	2／－6	5／－11	2／－17	2／－22	2／－26	2／－20
オリジナル SWA	2／－1	2／－1	5／－11	2／－17	2／－22	2／－30	2／－35

絶対値：赤：増加，青：減少

2　ティップ量の修正

　上顎前歯のティップについて MBT™ システムでは，中切歯が4°，側切歯が8°，犬歯が8°と総和が20°で Andrews の正常咬合と同じ値となっている．McLaughlin によるこの修正は，上顎前歯のそれぞれのティップ量を Andrews の正常咬合の数値に近似させたものである（表3-3-1）．したがって MBT™ システムの治療では，できるだけ弱い矯正力を適用することが前提となっており，これが治療成功の鍵を握る．MBT™ システムでは，下顎切歯の唇側傾斜を防止するためにもう一つの改善がなされた．Andrews のストレートワイヤーアプライアンス（SWA）に付与されているティップ量の修正である．

　上顎前歯 SWA ブラケットのティップは，中切歯が5°，側切歯が9°，犬歯11°で総和は25°となる．しかし Andrews が計測した正常咬合のそれらのティップは中切歯，側切歯，犬歯についてそれぞれ3.59°，8.04°，8.40°で総和がおよそ20°にもかかわらず，SWA 前歯のティップ総和が5°増加されていた（表3-3-2）．

　これはワゴンホイール効果による前歯ティップの喪失を考慮するとともに伝統的エッジワイズ法による比較的強い矯正力の適用を想定し，前歯の後方移動時に前歯が遠心傾斜しないようアンチ-ティップとして5°追加されたものである．しかし5°の量の増加は，治療の初期段階で前歯を近心に傾斜させる結果となった．McLaughlin は臨床経験に基づき，矯正力を小さくすることによってアンチ-ティップ量を少なくできると考えた．

Chapter3　プリアジャステッドアプライアンスの基本

表3-3-2　最適な咬合と比較したSWAとMBTのプリスクリプション(ティップ/トルク(°))

上顎	1	2	3	4	5	6	7
Andrews 最適な咬合(1988)	3.59／6.11	8.04／4.42	8.40／−7.25	2.65／−8.47	2.82／−8.78	5.73／−11.53	0.39／−8.10
オリジナル SWA	5／7	9／3	11／−7	2／−7	2／−7	5／−9	5／−9
差(最適な咬合 -SWA)	1.41／0.89	0.96／−1.42	2.6／0.25	−0.65／1.47	−0.82／1.78	−0.73／2.53	4.61／−0.9
3 M MBT(2017)	4／17	8／10	8／+7,0,−7	0／−7	0／−7	5／−14	5／−14
差(最適な咬合 -MBT)	0.41／10.89	−0.04／5.58	−0.4／14.25, 0, 0.25	−2.65／1.47	−2.82／1.78	−0.73／−2.47	4.61／−5.9

下顎	1	2	3	4	5	6	7
Andrews 最適な咬合(1988)	0.53／−1.71	0.38／−3.24	2.48／−12.73	1.28／−18.95	1.54／−23.63	2.03／−30.67	2.94／−36.03
オリジナル SWA	2／−1	2／−1	5／−11	2／−17	2／−22	2／−30	2／−35
差(最適な咬合 -SWA)	1.47／0.71	1.62／2.24	2.52／1.73	0.72／1.95	0.46／1.63	−0.03／0.67	−0.94／1.03
3 M MBT(2017)	0／−6	0／−6	3／+6,0,−6	2／−12	2／−17	2／−20	2／−15
差(最適な咬合 -MBT)	−0.53／−4.29	−0.38／−2.76	0.52／18.73, 0, 6.73	0.72／6.95	0.46／6.63	−0.03／10.67	−0.94／11.03

　下顎前歯SWAブラケットのティップは，中切歯と側切歯が2°，犬歯が5°で総和は9°．正常咬合のティップは中切歯から0.5°，0.4°，2.5°で総和が3.4°で，SWAでは5.6°増加されていた．MBT™システムでは，切歯が0°，側切歯が0°，犬歯が3°と総和が3°で正常咬合と近いティップ量となっている．

　SWAにおいて上下顎前歯に追加的に付与されたティップは，上下顎前歯を近心に傾斜させ，結果的に固定喪失と同じ状況を生んだ．したがってSWAでは近心傾斜と唇側傾斜を防止するために付加的な固定が必用となり，アンカレッジコントロールを確実に実施しなければならなかった．一方，MBT™システムではアンチ-ティップがなく最適な咬合に近似しているので，弱い力を適用すれば最小の固定で歯を制御できることとなった．

3　下顎切歯のトルク

　MBT™システムの下顎切歯ブラケットは，−6°のトルクを備えている．これによって下顎切歯には，切縁部が歯頸部より相対的に舌側に移動する矯正力が働く．この作用は，非抜歯治療でしばしば起きる下顎切歯の唇側傾斜を防止する．非抜歯治療での下顎切歯の唇側傾斜は，治療後の安定性に関係する．上顎切歯の唇側傾斜が，上顎切歯舌面の傾斜度をより緩やかにさせ，咬合時のアンテリアガイダンスに影響を及ぼすからである．

　また，下顎切歯が唇側に傾斜すると下顎切歯の切縁が唇側方向に移動する．上顎切歯は，これに調和するためにより唇側に移動されなければならない．切歯歯根尖端は，歯槽基底の前方限界によって唇側方向への移動が制限される．結果として，上顎切歯は，唇側傾斜されることになる．

　MBTで下顎切歯ブラケットに−6°のトルクが付与されているのは，唇側傾斜を防止するためである．しかしこれが達成されるのは，前歯が適切な歯冠近遠心幅径の場合である．歯冠近遠心幅径が小さい場合は舌側傾斜することになる．上下顎前

3-3 MBT™システムにおけるプリスクリプションの変遷と妥当性

歯のトゥースサイズレシオに不調和がある場合には，オーバージェットの異常や片顎に叢生が現れる．

下顎切歯の歯冠近遠心幅径が大きい場合は，下顎切歯を唇側に傾斜させざるを得ない．下顎の左右犬歯間幅径は，臨床的経験知に基づき矯正歯科治療で変化させないので，その前方にある4本の切歯は，歯冠近遠心幅径の総和を満足する最小の弧を描くように排列される．切歯の歯冠近遠心幅径が大きい場合には，切歯が唇側に傾斜するのである．

コラム　McLaughlin Bennett 5.0システムについて

McLaughlin Bennett 5.0のブラケットプリスクリプションは，プリアジャステッドアプライアンスのベースラインとなったMBT™システムと基本的に変わらない．ブラケットサイズは第四世代の.022スロットから第三世代の.0228×.028 スロットに戻され，ブラケットの製作法もCNC加工からMBT™システムのMIMに変わった．

歯の制御に大きく影響するティップとトルクについて詳しくみると，McLaughlin Bennett 5.0では下顎切歯ブラケットにMBT™システムと同じ－6°ブラケットとさらに－1°トルクのブラケットが追加され，下顎第二大臼歯チューブはオリジナルのMBT™システムと同じ－10°トルクである．

－1°トルクの下顎切歯ブラケットの追加は，－6°トルクによる下顎切歯の舌側傾斜への対策と考えられる．同時に下顎切歯の－1°のトルクは－6°よりも細かな制御が可能なことから，症例によっては下顎切歯トルクに精度が求められたことを示唆している．ただしMBT™システムでもSmartClip™ SL3 ブラケットのシリーズには下顎切歯に－1°トルクがある．

切歯のClass Ⅲ症例で下顎切歯ブラケットに－6°トルクを適用すると，下顎切歯歯根の過度な唇側移動によって唇側歯肉が膨隆し，歯根と薄い唇側歯槽骨との接近の問題を起こすことがあった．下顎切歯の－1°トルクは，こうした切歯歯根のハウジングの問題を回避するためと考えられる．

下顎第二大臼歯のトルクは，最近3M MBT™システムで－10°から－15°に変更されている．下顎第二大臼歯の－15°トルクへの変更は，－10°トルクで下顎第二大臼歯を整直させクロスバイトが生じてしまうことへの修正と考えられる．Trevisi は，－15°トルクのほうが下顎第二大臼歯で好ましいウィルソンカーブが得られるとしている．

大臼歯をClass Ⅱフィニッシュする場合，オフセット0°の下顎第二大臼歯のチューブを上顎反対側の第一大臼歯および第二大臼歯チューブとして使うが，－10°のトルクでは－14°トルクと比較してバッカルルートトルクが相対的に喪失する．MBT™システムの－15°トルクのほうが上顎大臼歯に適用するときのトルクロスを回避できる．

McLaughlin Bennett 5.0は，まだシステムのシリーズすべてがリリースされていないので，これから修正あるいは追加される可能性があると思う．

3-4 レベリング・アライニング

Introduction　プリアジャステッドアプライアンスの治療初期においてレベリング（leveling）は歯列の水平化のために歯の高さをそろえることをいい，正しい接触点を回復し歯を整列させ，歯列弓形状に形づけることをアライニング（aligning）という．

1　レベリング・アライニングの位置づけ

　多くの症例で抜歯治療が選択された時代には，抜歯によって歯を移動する空隙を十分に確保できたために，レベリング・アライニングを重視することが少なかった．レベリング・アライニングが不十分な状況で犬歯を遠心に移動すると，犬歯の遠心傾斜や捻転を引き起こす．

　治療初期に1本の連続した超弾性アーチワイヤーを装着するプリアジャステッド法においては，超弾性アーチワイヤーがたわんだところで矯正力が生じ，歯列弓から外れている歯を歯列内に誘導する．

　日本人に多い叢生の矯正歯科治療では，前歯部でアーチワイヤーが複雑にたわむので，レベリング・アライニング段階での副作用に注意が必要である．側方歯からブラケティングしレベリング・アライニングすることは，側方歯の整直化によって細かな空隙を増加させ，その問題を解決するための一つの方策である（図3-4-1）．そのため，小臼歯の抜去が必要な場合でも抜歯を遅らせ，側方歯のレベリング・アライニングを優先する．この段階で小臼歯の抜去を優先させてしまうと，側方歯の整直化が不十分となる．側方歯のレースバック[1,2]によって犬歯歯冠の近心傾斜を防止し，前歯の叢生の悪化や唇側傾斜を防ぐ措置を講じなければならない．原則的に前歯のブラケティングを側方歯のレベリング後に行う理由はここにある．歯根を移動し側方歯の整直後に小臼歯を抜去して犬歯を遠心移動させ，切歯の叢生を是正するための空隙を確保する．

　レベリング・アライニングは，エッジワイズ装置における治療初期の準備的処置と位置づけられるが，レベリングとアライニングが同時に進行するので，それらの定義は不明瞭である．本書では，以下のように考えたい．

　レベリング・アライニングは，オーバージェットの是正やスライディングメカニクスによる空隙閉鎖における歯の移動を準備する段階をいう．そのため，歯の高さをそろえ，ローテーションコントロール，ティップコントロールがレベリング・アライニングの目的となる．

3-4 レベリング・アライニング

側方歯の整直化

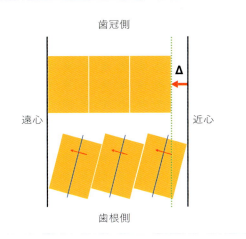

図3-4-1　歯の近心傾斜の整直で生み出される空隙（△の部分）．

　また，レベリング・アライニングでは，.016 HANT ワイヤーなど，弱い矯正力で持続的力が適用されるので，歯の移動について考慮せずにワイヤーを装着しがちであるが，前歯のティップによって前歯が近心傾斜することに注意が必要である．レベリング・アライニングは，歯根を制御するアンカレッジコントロールと関連して重要な段階である[1]ことを再認識する必要がある．

2　レベリング・アライニングの目標

1．レベリング：歯列の水平化

　レベリングは，各歯の垂直的関係を正しくすることをいい，切歯の切縁と側方歯の咬頭の高さをそろえ，咬合面を水平化する過程と定義される．

　したがって，各歯に正しく装着されたブラケットスロットを水平な咬合面にそろえることで，切歯部の切縁の一致，犬歯，小臼歯，大臼歯の側方歯での咬頭の高さの一致，小臼歯・大臼歯では辺縁隆線の高さの一致が目標となる（表3-4-1）．

表3-4-1　レベリング・アライニングの目標

項目	目標
レベリング	切縁の一致
	犬歯，小臼歯，大臼歯の咬頭の高さを一致
	犬歯，小臼歯，大臼歯の辺縁隆線の一致
	犬歯ブラケットスロットの水平化
アライニング	捻転の是正
	犬歯，小臼歯，大臼歯の歯根の平行性の達成
	小臼歯，大臼歯の中央溝の整列
	歯列弓形状の形式

Chapter3　プリアジャステッドアプライアンスの基本

捻転の是正

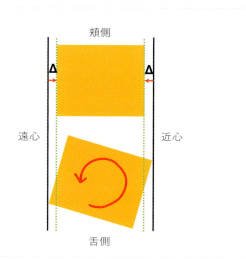

図3-4-2　歯の捻転の是正により生み出される空隙(△の部分).

2．アライニング：歯列弓形状の達成

　歯の位置異常は，歯根に比較して歯冠部の偏位が大きく，捻転や傾斜を呈している．オーバージェットの是正や空隙閉鎖の前に，隣接する歯相互の位置関係を整える必要がある(表3-4-1)．アライニングは，歯の正しい接触関係を回復し歯を整列させ，歯列弓形状を形づける過程と定義される．

　アライニングは，.019×.025 SS ワイヤーが装着されて終了する．捻転が残っているとレクタンギュラーワイヤーがスロットに完全に入らないので，矯正力を効果的に発揮できないために捻転の是正が難しい．捻転が残っている場合には，速やかに.016 HANT ワイヤーに戻す必要がある．捻転の是正によって，利用できる空隙が増加される(図3-4-2)．

3．隣り合う歯の唇舌的，頰舌的歯軸傾斜を一致させる

　レベリング・アライニングは，オーバージェットの減少と空隙閉鎖の段階に備えるために，各歯の歯軸を整える段階で，移動する歯の歯根を歯槽骨内の中央に位置づけることといえる．

　最初のワイヤーの.016 HANT ワイヤーによる捻転および歯軸傾斜の是正に引き続き，.019×.025 HANT ワイヤーが装着される．最後に.019×.025 SS ワイヤーで.019×.025 HANT ワイヤーでは十分に制御できなかった各歯の歯軸の平行性などが厳密に調整され，レベリング・アライニングが完了する．このステンレススチールワイヤーで，歯槽骨内での各歯の歯根の唇舌的あるいは頰舌的な位置(図3-4-3)を正しく調整し，歯槽骨内での水平的，近遠心的移動の準備を整える．

3-4 レベリング・アライニング

歯槽骨内における臼歯歯根の位置

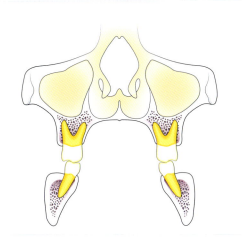

図3-4-3　歯槽骨内での水平的，近遠心的移動の準備を整える．

3　レベリング・アライニングでの問題

第一小臼歯の抜去のタイミングとも関係して，レベリング・アライニングで問題が発生することが多いので，治療初期の歯の移動メカニクスについて十分に理解する必要がある．

1．側方歯からブラケティングする

当初，McLaughlin は側方歯からのブラケティングを推奨していたが，現在では犬歯が過度に傾斜する場合を除き，一度にアーチワイヤーの近くにあるできるだけ多くの歯にブラケティングする[2]としている．これは，ブラケティングが側方歯と切歯部の2回に分けられ，治療期間の延長が生じるからと思われる．

しかし，日本人では前歯部の叢生が多く，歯列弓形状から大きく外れている歯がある場合には，切歯や小臼歯への副作用を避けるためにブラケティングしないほうがよく，側方歯からブラケティングし側方歯のレベリング・アライニングから始めることが有利である．

側方歯のレベリングとアライニングでは，犬歯スロットの水平化と捻転の是正，第一大臼歯の捻転の改善と整直が目標となる．

日本人で多い前歯部の叢生では，前歯部排列の空隙が確保されない限り，治療初期に前歯部にブラケティングすることを避けなければならない．叢生を解消するために，切歯が唇側に傾斜するからである．これは，初期のアンカレッジロスと同等である（図3-4-4）．

したがって，前歯部の叢生を解消できるまで，犬歯を遠心移動させる必要がある．側方歯を .019×.025 SS ワイヤーまで上げて，歯槽骨内で側方歯歯根の平行性を整えてから空隙閉鎖に移行する（⇒図3-2-2参照）．

Chapter3　プリアジャステッドアプライアンスの基本

前歯部叢生の是正による前歯の唇側傾斜

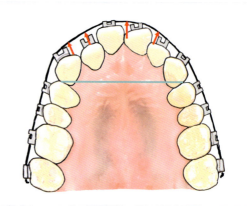

図3-4-4　犬歯間幅径が一定と考えると前歯が唇側傾斜して排列されなければならない．

（1）レースバック

　レベリング・アライニングでは，最初の.016 HANTワイヤーを装着する前に.010インチもしくは.009インチの結紮線を第一大臼歯のフックから第二小臼歯，第一小臼歯，犬歯までのブラケットを"8の字"結紮する．これはレースバックといい，第一大臼歯歯冠と犬歯歯冠の距離を一定に保つことで，側方歯の整直と犬歯歯冠の近心傾斜を防止し，犬歯歯根のわずかな遠心移動を目的とした初期のアンカレッジコントロールで重要な処置である[1,2]．スタンダードエッジワイズ法では，治療の終了段階で歯根が移動されるが，プリアジャステッド法では治療初期のレベリング・アライニングで歯根が制御されることに注意が必要である[1]．

　抜去予定の小臼歯もブラケティングして，第一大臼歯から犬歯までを.010インチの結紮線を"8の字"結紮する（図3-4-5）．ニードルホルダーを使って，犬歯の近心で結紮線をつかみ回転させて結紮線を絞る．緊密に結紮する必要はなく，絞られた結紮線が捻れて変形し始める程度とする．

　プラスのティップをもつ犬歯ブラケットは，レースバックがないと犬歯を近心に傾斜させてしまう．犬歯は，レースバックによって，歯根膜腔内で遠心に傾斜する．装着された.016 HANTワイヤーは，遠心傾斜したスロットにそってたわむ．第一大臼歯と犬歯の歯冠の距離は一定なので，犬歯はティップとワイヤーのリバウンド作用で歯根が遠心に移動し整直する（⇒図3-2-4b 参照）．

（2）ベンドバック

　ベンドバック[1,2]は，もっとも遠心に位置する第一大臼歯あるいは第二大臼歯のチューブの遠心で.016 HANTワイヤーなどの遠心端を屈曲することをいう．シンチバックともいう．これによって，アーチワイヤーの長さが一定となり，切歯がブラケティングされている場合には，切歯の唇側傾斜を防止する[1]（図3-4-6）．

　切歯がブラケティングされていない場合には，ベンドバックによってアーチワイヤーのズレや抜けを防止する．レースバックとベンドバックによる効果は，犬歯歯

3-4 レベリング・アライニング

レースバックの実際

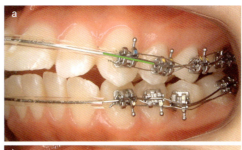
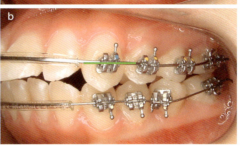

図3-4-5 抜去予定の上下顎第一小臼歯もブラケティングしてレースバックしレベリング・アライニングする．
a：.016 HANT ワイヤー装着時．
b：上顎犬歯ブラケットスロットの水平化が図られている．

ベンドバックの効果

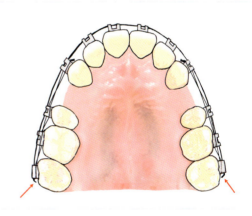

図3-4-6 ベンドバックによってアーチワイヤーの長さが一定となり，切歯の唇側傾斜を防止する．

冠部の近心傾斜を防止し，側方歯の整直に寄与する．切歯の唇側傾斜や切歯トルクの喪失は，臼歯のアンカレッジロスを引き起こす．

（3）犬歯のブラケットスロットの水平化を確実に達成する

犬歯ブラケットスロットの水平化は，切歯ブラケットの垂直的位置に影響を与える．レベリング・アライニングの終わりに.019×.025 SS ワイヤーを装着するには，HANT ワイヤーを使用して，側方歯の捻転の是正や臼歯の辺縁隆線の一致，適正なティップが達成されなくてはならない．上下顎犬歯のティップは，それぞれ上顎犬歯＋8°，下顎犬歯＋3°である（⇒表3-3-1参照）．これらのプラスのティップによって，歯冠には歯頸部に比較して尖頭部が相対的に近心になるような矯正力が発揮される．

75

Chapter3　プリアジャステッドアプライアンスの基本

犬歯ブラケットスロットの水平化の意義

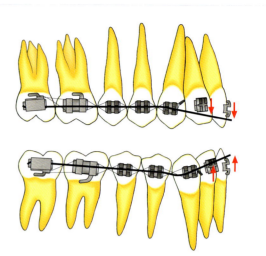

図3-4-7　上下顎の犬歯が遠心傾斜してブラケットスロットの方向が切縁方向を向いている．この状態でワイヤーを装着すると切歯は挺出することになる．

　レベリング・アライニングが進みワイヤーがゆがみなく水平になり，ブラケットスロットの平面が咬合平面と平行になるとき，犬歯は咬合平面の垂線に対して付与された角度の近心傾斜を示すことになる．このため，治療前に過度に傾斜した犬歯をブラケティングするときに，ブラケットスロットの咬合面に対する傾きが問題となる．

　犬歯が過度に遠心傾斜していたり直立していたりする場合には，犬歯ブラケットスロットの平面が切歯部でより切縁方向に向かう．歯列全体を一度にブラケティングした場合，下顎切歯は挺出することになる(図3-4-7)．ここに切歯ブラケティングを側方歯のレベリング・アライニングを終了し，犬歯スロットの水平化を達成した後に実施する理由がある．逆に近心傾斜している場合には，ブラケットスロットの平面はより切歯の歯頸部方向に向かう．さらに，上顎小臼歯ブラケットのティップは 0°で下顎において 2°なので，咬合平面に垂直，あるいはわずかに近心に傾斜するよう小臼歯が排列される．小臼歯の整直は，大臼歯のティップに影響を与え，臼歯部のアンカレッジの獲得に寄与する．大臼歯の近心傾斜度が適切に是正されない場合，前方部で利用できる空隙の減少によって，切歯を唇側傾斜させることになる．

2．切歯ブラケティングのタイミング

　レベリング・アライニングには，隣り合う歯を適切な関係に整列する目的がある．各歯のレベリングと捻転を改善して，Spee カーブを平坦化させる．切歯をブラケティングする前に，犬歯のブラケットスロットの平面を水平に位置づけることが重要である．このタイミングは，切歯部を通過するワイヤーの位置と，切歯ブラケットがつけられる歯冠中央の FA ポイントの位置から判断することができる(図3-4-8)．

　切歯ブラケティングのタイミングは，犬歯ブラケットのスロットの平面が水平となり，切歯のブラケティングを想定して切歯ブラケットのスロットの高さがワイ

76

3-4 レベリング・アライニング

犬歯ブラケットスロット水平化の確認

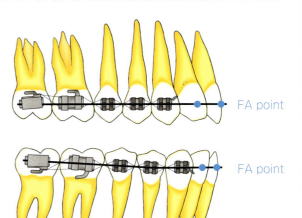

図3-4-8 犬歯ブラケットスロットが水平化され前歯部ワイヤーがFAポイント付近を通過している．

切歯ブラケティングのタイミング

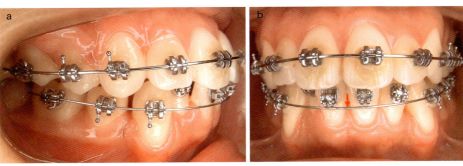

図3-4-9 犬歯ブラケットスロットが水平化されたとき，切歯ブラケットスロットの下を前歯部ワイヤーが通過している．切歯ブラケットにワイヤーが装着され，下顎切歯に圧下力が加わる．

ヤーよりも歯肉側にあるときである．こうした状況下で，切歯にブラケティングしワイヤーが装着されたとき，下顎切歯には圧下力が働くことになる（図3-4-9）．

3．ステンレススチールワイヤーを挿入して小臼歯が抜去される

犬歯が過度に遠心傾斜していたり直立していたりする状況でブラケティング前に小臼歯を抜去した場合，犬歯ブラケットスロットのティップの影響も加わりブラケットスロットの遠心が近心スロット端より遠心スロット端が歯肉方向に向かって傾くので，.016 HANT ワイヤーは，応力の集中した抜歯部位で屈曲してV字形に変形してしまう．さらに .016 HANT ワイヤーには，咀嚼時に食物を介して歯肉方向への力が加わる．この力は犬歯をさらに遠心傾斜させ，第二小臼歯を近心傾斜させる（図3-4-10）．次に装着される .019×.025 HANT でも同じ状況が続く．この結果，Speeカーブはレベリング・アライニングの目的に反し深くなる．

Chapter3　プリアジャステッドアプライアンスの基本

咀嚼が細い HANT ワイヤーに与える影響

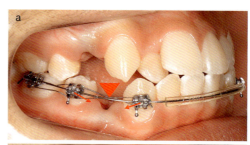
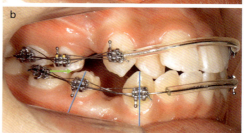

図3-4-10　下顎側方歯のブラケティング前に第一小臼歯が抜去され，最初のワイヤーとして.016 HANT ワイヤーが装着された．その1か月後には，上下顎第二小臼歯咬合面間に空隙がみられた．犬歯と第二小臼歯のブラケット間距離が長く，側方歯ワイヤーには咀嚼力が加わり，ワイヤーは容易にたわんで第二小臼歯が近心に傾斜する力や犬歯が遠心に傾斜する力が作用した．
a：.016 HANT ワイヤーの装着時．
b：.016 HANT ワイヤー装着1か月後．

　以上の理由から，MBT™ システムのレベリング・アライニングでは，側方歯からブラケティングを開始し，.019×.025 SS ワイヤーを装着して，犬歯のブラケットスロットを水平化させた後に，切歯のブラケティングすることが重要である．

4．歯の捻転の確実な是正

　側方歯をレースバックしてから，最初のワイヤーとして.016 HANT ワイヤーを装着する．側方歯に叢生がある場合には捻転があるので，可能な限りワイヤーをスロット内に挿入する．ワイヤーを無理に挿入することはない．ワイヤーの作用によって歯の捻転や傾斜が是正され，利用できる空隙が得られる（図3-4-1, 2）．
　次の診療時にレースバックを確認すると，結紮線は緩んでいる．犬歯ブラケット近心の結紮線の断端をニードルホルダーで把持し，結紮線の緩みを引きながら再度絞る．この処置で，利用できる空隙がつくられるので，捻転や傾斜が徐々に改善されレベリング・アライニングが進む．この.016 HANT ワイヤーでは，捻転を確実に解消するのが目標となる．

5．レベリング・アライニングのリスク

　患者は，はじめての装置に違和感があり，食事やブラッシングも装着前の習慣によって装置を破損させることがある．
　最初，前歯部にブラケティングされていない状態で，.016 HANT ワイヤーが装着される．そのため，ワイヤーがずれたり，抜けたりしやすい．前歯部にブラケティングされている場合には，ディンプルワイヤーによって，ワイヤーのずれを回避できるが，ベンドバックすることを忘れてはならない．

3-4 レベリング・アライニング

表 3-4-2 レベリング・アライニングのリスク

リスク	原因	対策
切歯の挺出	犬歯ブラケットスロットの水平化が不十分	側方歯からブラケティングする．.019×.025 SS ワイヤーを確実に装着し犬歯ブラケットスロットの水平化を図る
ワイヤーがずれる，抜ける	不十分なベンドバック	ワイヤー断端の確実なベンドバック．ディンプルワイヤーの装着
ティシューガードの違和感	前歯部ワイヤーの歯列との不適合	ティシューガードを指で押す
ワイヤーが破断する	咀嚼によるワイヤーの金属疲労	ブラケット未装着部やブラケット間距離が長い箇所で咀嚼に注意
ティシューガードの変色	食物の着色料	食物の着色料に気をつける．来院のたびに交換する

前歯部アーチワイヤーには，前歯部の口唇粘膜を保護するために，ティシューガードを通している．そのため，咀嚼中に犬歯近心でワイヤーが何度もたわんで金属疲労によりワイヤーが破断するときがある．また，ティシューガードは変色するので毎回の診療のたびごとに交換する．前歯部および臼歯部に一度にブラケティングする場合は，犬歯スロットの方向を確認し，切歯の挺出に注意する（表3-4-2）．

Conclusion

レベリング・アライニングは治療の最初の段階で，ここでの処置が今後の治療に多大な影響を及ぼしている．日本人に多い前歯部叢生では，歯列全体を一度にブラケティングすることを避けなければならない．犬歯の植立状態とも関連し，前歯を排列するための空隙不足から，切歯を唇側傾斜させてしまうからである．

そこで側方歯からブラケティングし，レースバックしながらワイヤーを .019×.025 SS まで上げ，犬歯スロットを水平化させてから切歯にブラケティングする．抜歯法では，側方歯のレベリング・アライニングが終了して，小臼歯を抜去する．この後，犬歯を個別的に遠心移動させ切歯排列のための空隙を確保し，切歯にブラケティングする．

患者は口腔内の装置に慣れていないので，ブラケット脱離など問題が発生しやすい．患者にリスクを説明しておかなければならない．

参考文献

1) Bennett JC, McLaughlin RP : VECTOR 3 Orthodontics The systemised clinical application of preadjusted appliance, Straight Wire Courses Ltd., East Sussex, 1990.
2) McLaughlin RP and Bennett JC, Trevisi H : Systemized Orthodontic Treatment Mechanics, Mosby, Edinburgh, UK, 2001.

3-5 オーバーバイトコントロールとオーバージェットリダクション

Introduction　過蓋咬合によって，歯の近遠心移動や下顎の前進が困難になるので，オーバージェットリダクションの前にオーバーバイトコントロールが優先される．本項ではオーバーバイトコントロール，オーバージェットリダクションの順に解説し，併せて臨床例も示す．

1　オーバーバイトコントロール

1．過蓋咬合の成因

過蓋咬合は，Class Ⅱ不正咬合に関連してみられ，臼歯の低位咬合や切歯の挺出によって起き，Class Ⅱ div.1 では Spee カーブが深くなる（図3-5-1）．

オーバージェットが大きいと，下顎切歯は口蓋粘膜に接触するまで挺出する[1]．過蓋咬合は，下顎臼歯の近心傾斜，舌側転位，下顎の反時計回りの成長によって助長される．

2．開咬の成因

開咬は，哺乳の発育・発達の異常による口腔機能の学習の失敗が背景にあり，乳幼児期の口腔習癖に起因することが多い．舌の突出方向，舌圧，噛みしめの継続時間によって症状が変化し，成長とともに骨格的異常を発現させる[3]．

3．上下顎の垂直的関係の評価

垂直的関係は，MM アングルや FM アングル，GoGn-SN によって評価される（図3-5-2）．MM アングルは，上顎の口蓋平面と下顎下縁平面のつくる角度である．12歳児の平均は28度とされる[2]．

4．下顎臼歯の整直

下顎臼歯の整直によって，咬合が挙上する（図3-5-3）．

5．過蓋咬合の治療

過蓋咬合の治療では，臼歯の挺出と整直，切歯の唇側傾斜と圧下，これらの移動の組み合わせが必要となる．抜歯法の適用は，オーバーバイトを助長する可能性があるので避ける．

3-5 オーバーバイトコントロールとオーバージェットリダクション

オーバーバイトコントロール

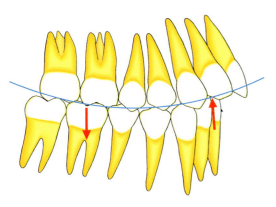

図3-5-1 Class Ⅱ div.1不正咬合．下顎臼歯部の低位と近心傾斜，下顎切歯の挺出によってSpeeカーブが深くなる．

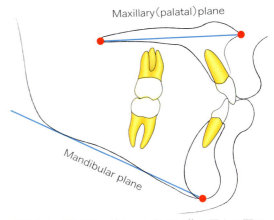

図3-5-2 MMアングル．上顎の口蓋平面と下顎下縁平面のつくる角度をいう．

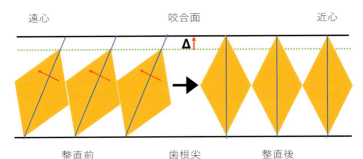

図3-5-3 側方歯の整直による咬合挙上．下顎臼歯の整直により咬合が挙上する．

　上顎側方歯からレベリング・アライニングすることによって，下顎歯列の側方歯のブラケティングが可能になる．下顎側方歯のレベリング・アライニングが進むと臼歯の整直で咬合が挙上する．

　下顎切歯を唇側に傾斜させる場合には，－6°トルクの切歯ブラケットを天地逆に設置して＋6°として作用させる．さらに，下顎犬歯トルクを0°あるいは＋6°にすることで，犬歯歯根を歯槽骨の中央に位置づけながら歯冠が唇側に移動し，咬合挙上する[1]（⇒図4-2-11参照）．

　ローアングルの過蓋咬合では，治療によって下顎下縁平面角は開大しない．成長発育は，顔面高を増加させるが，下顎下縁平面は平行なままである[2]．

6．開咬の治療

　開咬は，プリアジャステッド装置では制御が難しい．臼歯部の圧下が可能なマウスピース型矯正装置で開咬を是正した後にプリアジャステッド装置を適用したり，矯正用アンカースクリューを併用したりする．

Chapter3　プリアジャステッドアプライアンスの基本

2　オーバージェットリダクション

1．上顎切歯の制御

　上顎切歯が唇側傾斜し叢生をともなっている場合，小臼歯を抜去して犬歯を遠心に移動させ，叢生を解消した後に残った空隙が上顎切歯の遠心移動に利用される．このとき，犬歯歯根が十分に遠心移動されていないと切歯歯根が遠心移動できないので，見かけ上の空隙の中で切歯が口蓋側に傾斜する．

　切歯の遠心移動時には，アーチワイヤーの形状の力学的特性から，とりわけ切歯に強い矯正力が発揮され，切歯のトルクロスを起こしやすい(⇒図2-5-2参照)．これを防止するために，上顎切歯は弱い力で遠心に移動されなければならない．

2．下顎切歯の制御

　Class Ⅱ div.1の場合，下顎切歯のトルクを＋6°とすることでオーバージェットの減少に寄与する．

3．下顎の前方成長を誘導

　下顎が前方に成長すれば，Class Ⅱの治療が Class Ⅰの治療になる．Class Ⅱ不正咬合の場合は，プリアジャステッド装置による治療の前に，ツインブロック装置やファンクションレギュレーターを用いて，Class Ⅰ咬合を達成する二段階治療を適用する．

3　症例

【初診時11歳11か月の女子】
　下顎後退による Class Ⅱ div.1不正咬合を呈していた(図3-5-4)．
　第一期治療としてツインブロック装置を12か月間適用し，Class Ⅰ関係を達成した．第二期治療として，側方歯の叢生や捻転，Spee カーブの是正を目的に MBT 装置(SmartClip™ SL ブラケット)を適用した．MBT™ システムによる動的治療24か月後にセトリングに移行した．

3-5 オーバーバイトコントロールとオーバージェットリダクション

二段階治療を適用した Class II div.1 不正咬合例

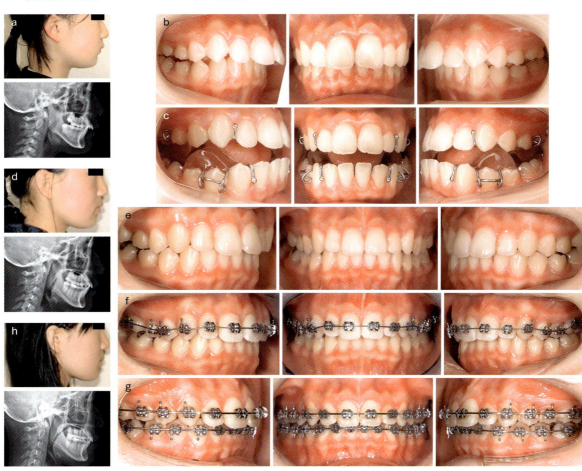

図3-5-4（一部は，氷室利彦編著：機能的矯正療法入門．東京臨床出版，東京，2017より引用）
a, b：初診時（11歳11か月）．
　　下顎後退と著しいオーバージェット，Class II 咬合関係を示している．咽頭腔の狭窄が認められる．
c：ツインブロック装置装着時（12歳1か月）．
d：ツインブロック装置装着後1年4か月時（13歳6か月）．
　　下顎の前方成長および Class I 咬合関係を認めるが，Spee カーブが強い．
e：ツインブロック装置装着後1年5か月後（12か月間使用），13歳6か月．
　　側方歯の Class I 関係と良好な上下顎切歯関係が達成された．
f：MBT™ システムによる治療開始（13歳8か月）．
　　オーバーバイトが深いので，上顎歯列弓からブラケティングした．
g：マルチブラケット装置装着24か月時．
　　良好な咬合関係が達成されたのでセトリングへの移行が判断された．
h：マルチブラケット装置撤去後保定3か月（16歳3か月）．
　　良好な側貌関係および咬合関係，Spee カーブの平坦化が達成された．

（図3-7-3につづく）

参考文献
1）McLaughlin RP, Bennett JC, Trevisi HJ：Systemized Orthodontic Treatment Mechanics, Mosby International, St Louis, 2001.
2）Bennett JC, McLaughlin RP：Vector 3 Orthodontics, Published by Straight wire course, East Sussex, 1990.
3）金 俊熙：第2部3章開咬，機能的矯正療法入門．氷室利彦編著，東京臨床出版，東京，121-123, 2017.

3-6 空隙閉鎖とスライディングメカニクス

Introduction

プリアジャステッド装置では，ブラケットスロット内をアーチワイヤーが滑走するスライディングメカニクスによって空隙を閉鎖する（表3-6-1）．摩擦抵抗の大きさがスライディングメカニクスに大きな影響を及ぼす．適用される矯正力は，歯を移動させるのに必要な正味の矯正力に摩擦抵抗を加えた大きさになるので，摩擦抵抗が大きいと矯正力が大きくなる．上顎歯列の空隙閉鎖で無理に強い矯正力を適用すると，切歯がトルクロスを引き起こし口蓋側に傾斜して結果的に上下顎歯列は ClassⅡの咬合関係を示す．

レベリング・アライニングの最終段階に .019×.025 SS ワイヤーを装着するのは捻転，傾斜，トルクを最終的に是正して歯槽骨内に歯根を位置づけ摩擦抵抗をできるだけ小さくするためである．その結果，咬合平面の平坦化とブラケットスロットの水平化が図られ，空隙閉鎖の準備が整う（表3-6-2）．

1 アクティブタイバックによる矯正力の減衰とスライディングメカニクス

エラスティックモジュールの特性は，製品によって多少の違いがあるものの引張強さは，24時間以内に大きな減衰を示す[1,2]．

Mohammadi と Mahmoodi[1] によれば，3M Unitek Alastic（A1モジュール 1.1，クリア）で内径の100％伸ばしたときの力（減衰率）が，装着時に284.5gm（0％），3分

表3-6-1 スライディングメカニクスとクロージングループの比較

	スライディングメカニクス	クロージングループ
ワイヤーベンディング	少ない	長い時間が必要
スライディングメカニクス	好ましい	不要
初期の矯正力	軽減可能	強い
矯正力の持続性	比較的持続的（間欠的）	比較的速く減衰
矯正力の活性化量の確認	モジュールの長さ	クロージングループの離開量
スロット内の摩擦	大きく影響される	摩擦が必要

表3-6-2 空隙閉鎖の手順

1	.019×.025 SS ワイヤーの装着	歯根を歯槽骨内に排列
2	アーチワイヤーフックの装着	側切歯ブラケット近くにフックを固定
3	アクティブタイバックの活性化	第一大臼歯フックにモジュールを掛け，アーチワイヤーフックに結紮・活性化する．弱い矯正力50g〜100gを適用
4	アーチワイヤー断端の処理	空隙が閉鎖されワイヤー断端が延びる

3-6 空隙閉鎖とスライディングメカニクス

エラスティックモジュールによるアクティブタイバックの矯正力の減衰

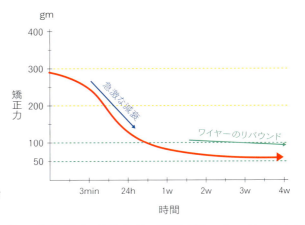

図3-6-1　MohammadiとMahmoodi[1]のデータに基づき作成.

後247gm（13.1％），24時間後118.7gm（58.4％），1週間後 80.4gm（71.8％），2週間後65.4gm（77.0％），3週間後61.2gm（78.5％），4週間後に57.5g（79.9％）であったとしている．

　とくに活性化後3分以内に矯正力の11〜18％が失われるので，アクティブタイバックの活性化時，矯正力の設定に注意が必要である[1]．モジュール内径の150％活性化した場合では，力が24時間で137.9gm（63.2％），1週間後80.4g（71.8％），2週から4週では76.6gから68.3gmの減衰を示した[1]．

　ManoharとBhansaliは，モジュール（3M Unitek）を外形の2倍に活性化後，力が1時間以内に29％，24時間で40.9％，1週間で56.8％失われ，2週目から4週では6.7％の減衰しか起きていなかったとしている[2]．

　McLaughlin[3]は，6前歯の遠心移動における最適な矯正力を50g〜100gを推奨している．アクティブタイバックによる矯正力は，適用された直後に最も強く200gm〜300gmを示し，歯を歯根膜腔内で遠心に傾斜させ，24時間以内に大きな減衰を示す．1週間を過ぎると矯正力は，56.8％から71.8％減衰し50gm〜100gmの範囲になっていると推定される（図3-6-1）．その後，2週間以降ではあまり減衰率が小さい．したがって，初期の矯正力が大きいものの，1週間以降4週までは最適な矯正力を示すことになる．

　しかし犬歯の遠心移動において50g以下では，歯の移動が停止する[4]とされるので，このときの摩擦抵抗を最小限にしなければならない．アクティブタイバックの矯正力の減衰パターンを考えると，アクティブタイバックの矯正力は，24時間以内に作用する間欠的矯正力とその後の持続的矯正力の作用をもつと考えられる．アクティブタイバックは，ワイヤーのリバウンドの時間を考慮して4週間後には矯正力が低下しているので4週ごとの交換が必要となる．

2 スライディングメカニクスを阻害する要因

スライディングメカニクスでは，ブラケットスロット内でのアーチワイヤーの接触による摩擦抵抗に影響を受ける（表3-6-3）．コンタクトアングル（図3-6-2）が大きくなるにつれて，滑りに対する抵抗が実質的に増加する[5]．歯を移動する矯正力は，摩擦抵抗よりも大きくならなければならないので，弱い矯正力を適用するためには摩擦抵抗を小さくする必要がある．

表3-6-3　スライディングメカニクスを阻害する要因

1	不十分なレベリング・アライニング	1st，2nd，3rdオーダーの摩擦抵抗が増加
2	ブラケットの変形	咬合力で下顎ブラケットのウィングや大臼歯のチューブが変形
3	過大な矯正力	歯の傾斜によってアーチワイヤーがたわんで摩擦抵抗が増加
4	対合歯の咬合干渉	歯の近遠心移動を阻害
5	臼歯部トルク	スロット内での摩擦抵抗を増加
6	顎間エラスティック	切歯部への追加的矯正力となる
7	コイルスプリングによる矯正力	持続的矯正力によるアーチワイヤーリバウンドの阻害
8	抜歯部軟組織のたるみや増殖	軟組織の改造に時間がかかる
9	歯根と緻密骨の接触	不適切なトルク

コンタクトアングル

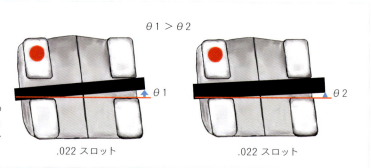

図3-6-2　ワイヤーとスロット内の平面との角度で．ワイヤーサイズが大きいほど小さい．細いワイヤーのほうが，コンタクトアングルが大きく摩擦抵抗も大きくなる．

3 グループ移動

　空隙閉鎖では，グループ移動か2ステップ法かが検討される（⇒図3-2-6a, b 参照）．前歯部を一体としてグループ移動する場合には，上下顎歯列の犬歯関係，大臼歯がそれぞれ Class I 関係であることが望ましい．犬歯を遠心移動した後，前歯部叢生を是正し側切歯と犬歯の良好な接触を確認してグループ移動を開始する．抜歯空隙はこの時点で少なくなっている．

　グループ移動では，前歯群と臼歯群のグループ間の空隙で閉鎖が生じる．効率的にスライディングメカニクスを発揮させるために，臼歯部スロット内の摩擦抵抗を減少させ弱い矯正力を適用するのである．切歯へのパラタルルートトルクを効果的に働かせるために，前歯部は結紮される．

Conclusion

　スライディングメカニクスによる空隙閉鎖は，プリアジャステッドアプライアンスを特徴づける操作の一つである．矯正力は，アクティブタイバックのモジュールを活性化させることで得る．モジュールを活性化して24時間以内に矯正力が急速に減衰するので，活性化したときの矯正力の大きさに注意する必要がある．

　スライディングメカニクスは，不十分なレベリング・アライニングによる摩擦抵抗の増加で阻害される．その結果，切歯の遠心移動のときに強い矯正力が必要となり，切歯のパラタルルートトルクが喪失する．空隙閉鎖の方法には2ステップ法とグループ移動があるが，どちらにしても .019 × .025 SS ワイヤーで弱い持続的矯正力を適用しなければならない．

参考文献

1) Mohammadi A, Mahmoodi F: Evaluation of force degradation pattern of elastomeric ligatures and elastomeric separators in active tieback state. J Dent Res Dent Clin Dent Prospects 9：254-60, 2015.
2) Manohar MR, Bhansali G：Evaluation of force decay of elastomeric ligatures in simulated oral environment. CODS Journal of Dentistry 8：74-77, 2016.
3) McLaughlin RP, Bennett JC, Trevisi HJ：Systemized Orthodontic Treatment Mechanics, Mosby International, St Louis, 2001.
4) Joselle SD, Leiss JL, Rekow ED. Force degradation in elastomeric chains. Semin Orthod 3: 189-197, 1997.
5) Kusy RP, Whitley JQ:：Assessment of second-order clearances between orthodontic archwires and bracket slots via the critical contact angle for binding. Angle Orthod 69：71-80, 1999.

3-7 フィニッシング・細部調整

Introduction　治療の最終段階で，これまでの治療効果の結果とともに患者の個別的問題が顕在化する．Dougherty HL[1]のフィニッシング・細部調整のための16項目からなるチェックリスト(表3-7-1)に基づいて個別的な修正や追加的調整を検討する[2-5]．

とりわけ歯の大きさは，最終的な歯列の排列に影響する．前歯部の咬合状態には，前歯の歯冠近遠心幅径，ティップとトルク，歯列弓幅径の要因が関係するので，問題の原因を見極める必要がある．問題を修正した後，セトリングを経てマルチブラケット装置を撤去し保定に移行する．

1　歯の大きさの問題と歯の排列

1．歯の大きさの問題

上下顎歯列を排列する最終調整の段階では，上下顎歯の歯列の大きさに起因する問題が生じていないか注意する．上顎では，側切歯の矮小(図3-7-1a)や中切歯の大きさの左右差(図3-7-1b)，中切歯(⇒図4-7-1参照)，側切歯の過大，下顎では小さな切歯，側切歯の過大がみられる．

表3-7-1　フィニッシング・細部調整のチェックリスト

1	上下顎の前後的関係の是正
2	上下顎前歯の傾斜の是正
3	上下顎前歯のトルクの是正
4	上下顎歯列弓の幅径と形状の調和(対称性)
5	臼歯トルクの是正
6	辺縁隆線の一致
7	正中線の一致
8	咬頭嵌合の達成
9	セファロ上の治療目標を満足
10	歯根の平行性
11	空隙の閉鎖
12	顔面の審美性
13	顎関節機能異常の有無
14	口腔習癖の是正
15	捻転の是正
16	咬合平面の平坦化

3-7 フィニッシング・細部調整

切歯歯冠近遠心幅径の不調和

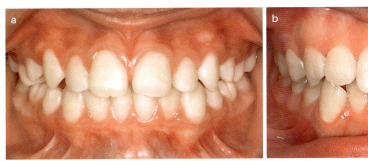

図3-7-1　a：上顎側切歯の矮小．b：上顎中切歯形態の左右差．

上下顎歯列の歯冠近遠心幅径の不調和によって上顎歯列に生じた空隙

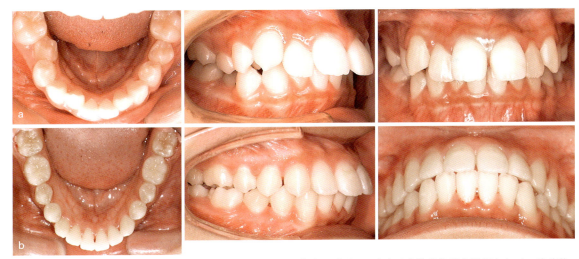

図3-7-2　a：治療前．下顎第二小臼歯の形態が扁平で近遠心幅径が大きい．患者は非抜歯治療を選択した．b：治療後．下顎第二小臼歯をストリッピングして歯冠近遠心幅径を小さくしたが、下顎切歯が唇側傾斜した．上顎犬歯遠心に空隙が残った．

　上顎側切歯の矮小は比較的頻度が高く，BennettとMcLaughlin[2]は，解決策として相対的に大きい下顎前歯のストリッピング，上顎切歯へのパラタルルートトルクの追加，側方歯の軽度なClass IIで妥協，側切歯をコンポジットレジンで形態修正する解決策を挙げている．

2．上下顎歯列の不調和

　上下顎歯列の歯冠近遠心幅径に不調和があると，治療の最終段階で上下顎歯列弓の咬合に問題が生じる．下顎歯に比較して上顎歯が小さい場合や下顎切歯が唇側に傾斜した場合は，側方歯の咬合関係がClass Iを示しても上顎前歯部や上顎犬歯の遠心などに上顎歯列に空隙が生じることになる（図3-7-2）．

Chapter3　プリアジャステッドアプライアンスの基本

表3-7-2　セトリングの手順

1	上下切歯部の .019×.025 ワイヤーを残し側方歯部のワイヤーを撤去，または下顎を .016 HANT に変える	切歯の捻転防止およびトルクの維持
2	側方歯にエラスティックを使用する	側方歯にジグザグにエラスティックをつける．ショート Class Ⅱ エラスティック，ショート Class Ⅲ エラスティック
3	ガム咀嚼の指示	シュガーレスガム
4	セトリングを確認	リラップスが発生していないこと
5	保定に移行	可撤式保定装置の装着．ボンディドリテーナーは使用しない

2　セトリング

　ブラケット撤去直前の処置で，レクタンギュラーワイヤーによる歯の可動制限から歯を解放し生理的に落ち着かせる目的がある（表3-7-2）．
　上下歯列弓の近遠心的不調和の傾向がある場合，顎間エラスティックを適用する（図3-7-3b）．

3　保定終了までの手続き

　マルチブラケット装置を撤去して，可撤式保定装置を装着する．上顎にはラップアラウンドリテーナー，下顎にホーレーリテーナーを使用している．来院頻度は，装置撤去後1か月，3か月，6か月，12か月，24か月まで経過を観察し，矯正歯科治療を終了としている．

4　症例（図3-5-4のつづき）

　動的治療24か月で，上顎では .021×.025 SS Hybrid ワイヤーが8か月間，下顎では .021×.025 SE Hybrid ワイヤーが5か月間，.021×.025 SS Hybrid ワイヤーを2か月間装着された（図3-7-3a）．Class Ⅰ 関係および正中線の一致を確認したのでセトリングに移行することとした．上下顎とも切歯部のみ .021×.025 SS ワイヤーを残しセトリングを開始した（図3-7-3b）が，1か月後小臼歯部に捻転がみられたので .018 SS ワイヤーを1か月間装着し再レベリング・アライニングした（図3-7-3c）．良好な咬合関係が得られたので（図3-7-3d）動的治療を終了し，保定装置を装着した（図3-7-3e）．
　保定開始2年後にリラップスはなく，保定を終了し矯正歯科治療終了とした（図3-7-3f）．

3-7 フィニッシング・細部調整

セトリング

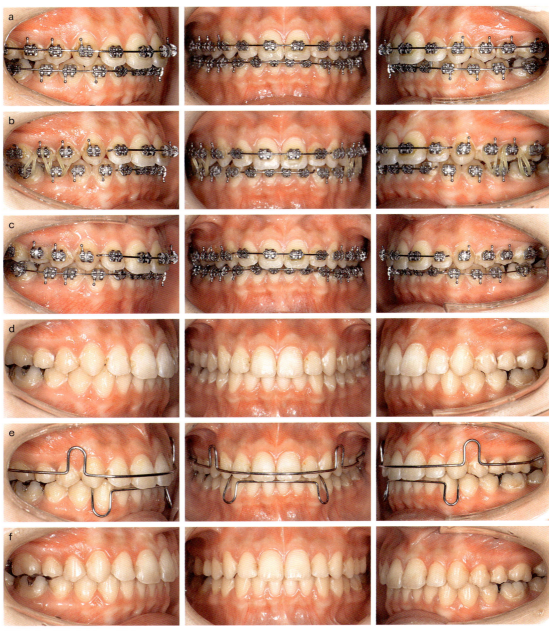

図3-7-3 （図3-5-4のつづき）
a：マルチブラケット装置装着 24か月時（15歳8か月），b：セトリング開始時（15歳9か月），c：下顎 .018 SS ワイヤー装着時（15歳10か月），d, e：保定開始時（15歳11か月），f：保定終了時（保定開始2年）．

参考文献
1) Dougherty HL: Lecture series on finishing and detailing. University of Southern California, April 1976.
2) Bennett JC, McLaughlin RP：Vector 3 Orthodontics, Published by Straight wire course, East Sussex, 1990.
3) McLaughlin RP：San Diego Clinical seminar Japanese Orthodontists, San Diego, California, February 28-March 4, 1994.
4) McLaughlin RP, Trevisi HJ：MBT global users group meeting, San Diego, California, May 11-13, 1999.
5) McLaughlin RP, Bennett JC, Trevisi HJ：Systemized Orthodontic Treatment Mechanics, Mosby International, St Louis, 2001.

Chapter 4

診断と治療計画

4-1 治療ゴールに至るアルゴリズム

Introduction

絡んだ紐を解くには順序だった手順が必要である．不正咬合の治療においても，どのような手順で治療ゴールを達成するかのアルゴリズムが必要になる．それはもっとも少ない手順で王将を詰める詰め将棋に例えることができる．自身の駒を動かしながら相手の反応を予測して次の手を打つ．常に最善手でなければならない．駒は歯であり相手の王将が動けない状態となって詰みとなる．このときの順番がアルゴリズムである．アルゴリズムは無数の二者択一からなる巨大なディシジョンツリーで，計算し問題解決して決定に至るために秩序立てた一連のステップをいう[1]．治療アルゴリズムを正常に稼動させるには入力する情報を一つひとつ確認し，あるべきところにカテゴリー分けしておく[2]．臨床でもっとも重要となるのは，切歯部の叢生やオーバージェットの是正のために犬歯を遠心移動させるときのアルゴリズムである．つまり矯正歯科治療のアルゴリズムの要点は抜歯判定にある．切歯の咬合関係を是正するためにどの歯を抜去して，犬歯をどこまで遠心移動しなければならないかを考え，同時に大臼歯関係のClass I関係を達成するための最適解を求めることである．

1　上下顎歯の近遠心的関係によるカテゴリー分類

上下顎歯列の咬合状態は，切歯，犬歯，大臼歯関係を近遠心的に評価して分類できる（⇒4-5参照）．そこで切歯をi，犬歯をc，大臼歯をmとし，そのあとにClass Iは1，Class IIを2，Class IIIを3と表記する（表4-1-1）．これらの組み合わせは27のカテゴリーとなり，Class I 不正咬合がi1c1m1，Class II div.1がi2c2m2，Class II div.2がi1c2m2，Class IIIがi3c3m3のようにコード化できる．

1．Class I 不正咬合（i1c1m1）

叢生症例は，歯の大きさの問題が口腔内環境に適応していると考えると，前歯部に著しい叢生があれば第一選択は抜歯法であると判断できる．非抜歯治療では，第三大臼歯を抜去した上で，第二大臼歯から順番に側方歯をすべて遠心移動する必要があるので，治療が長期となる（図4-1-1）．

表4-1-1　カテゴリー分類記号表

	切歯	犬歯	第一大臼歯
Class I	i1	c1	m1
Class II	i2	c2	m2
Class III	i3	c3	m3

4-1 治療ゴールに至るアルゴリズム

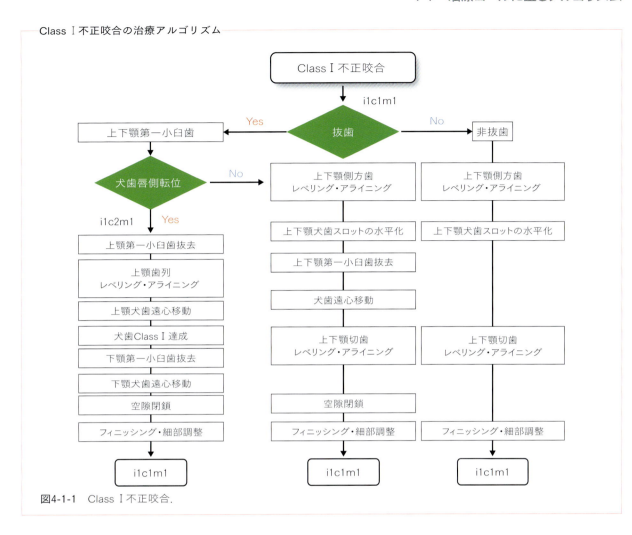

図4-1-1 Class Ⅰ不正咬合.

（1）非抜歯治療
ALD量と切歯の唇側傾斜，歯列弓の側方拡大，ストリッピングが検討される．下顎切歯ブラケットは，−6°のトルクで下顎切歯の唇側傾斜を防止する．

（2）上下顎第一小臼歯抜去
第一小臼歯は，前歯部の叢生の是正と前歯歯根をハウジングしかつ犬歯歯根を十分に遠心移動するために抜去される．犬歯のClass Ⅰ関係が達成されてオーバージェットが大きいときには，下顎切歯のトルクを＋6°にする．

（3）犬歯低位唇側転位の場合
犬歯低位唇側転位の場合や犬歯の歯根近心側の歯槽骨が薄い場合，第一小臼歯を抜去して犬歯を歯列内に誘導する（図4-1-2）．犬歯の低位唇側転位で切歯，犬歯を一度にブラケティングしてワイヤーを装着すると，側切歯の圧下や第二小臼歯の近心傾斜を引き起こす．この場合は，第一小臼歯を抜去して切歯にブラケティングし，ワイヤーの変形を最小限にして装着する．犬歯は抜歯空隙に自然に誘導されるので，ワイヤーの変形が小さくなった時点でブラケティングされる．

Chapter4　診断と治療計画

犬歯低位唇側転位での小臼歯抜去を優先

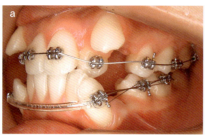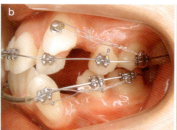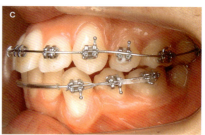

図4-1-2　犬歯低位唇側転位の場合.
a：上下顎とも第一小臼歯を抜去して，上顎犬歯の自然な移動を促す．下顎犬歯はレースバックによって遠心移動を図る．
b：アクティブタイバックによって遠心移動．
c：上下顎犬歯が歯列内に誘導された．

2．Class Ⅱ div.1不正咬合（i2c2m2）

Class Ⅱ不正咬合は，抜歯部位の選択肢が多い（**図4-1-3**）．下顎切歯トルクは＋6°とする．

（1）非抜歯

機能的矯正装置による下顎の前進，切歯の唇側移動，臼歯の遠心移動，側方拡大，ストリッピング，下顎切歯の抜去によるスリーインサイザーが検討される．

（2）上下顎第一小臼歯抜去

前歯の叢生とオーバージェットを是正するために上顎犬歯の十分な遠心移動が必要になる．犬歯関係がClass Ⅱなので，側方歯レベリング・アライニング後に上顎第一小臼歯の抜去を優先し，犬歯関係をClass Ⅰにしてから下顎第一小臼歯を抜去する．

（3）上顎第一小臼歯・下顎第二小臼歯抜去

上顎前歯の叢生量が大きく下顎前歯の叢生量が比較的少なく大臼歯がClass Ⅱの場合に，下顎第二小臼歯の抜去を検討する．上顎前歯の叢生とオーバージェットを是正するために上顎犬歯の十分な遠心移動が必要になる．犬歯関係がClass Ⅱなので，側方歯レベリング・アライニング後に上顎第一小臼歯の抜去を優先する．下顎第一大臼歯を近心移動させるが，下顎臼歯の頰舌的な歯根の大きさは，第一大臼歯に比較して第二小臼歯が小さいので，第二小臼歯抜去後速やかに下顎第一大臼歯を近心移動させる必要がある．

（4）上顎第一小臼歯抜去法

上顎前歯の叢生量が大きく下顎前歯の叢生量が少なく，下顎歯のストリッピングや下顎切歯の唇側傾斜で叢生を解消できる場合に検討される．大臼歯はClass Ⅱフィニッシュ（i1c1m2）とする．上顎臼歯には，下顎反対側のトーイン0°のチューブを使用する．

4-1 治療ゴールに至るアルゴリズム

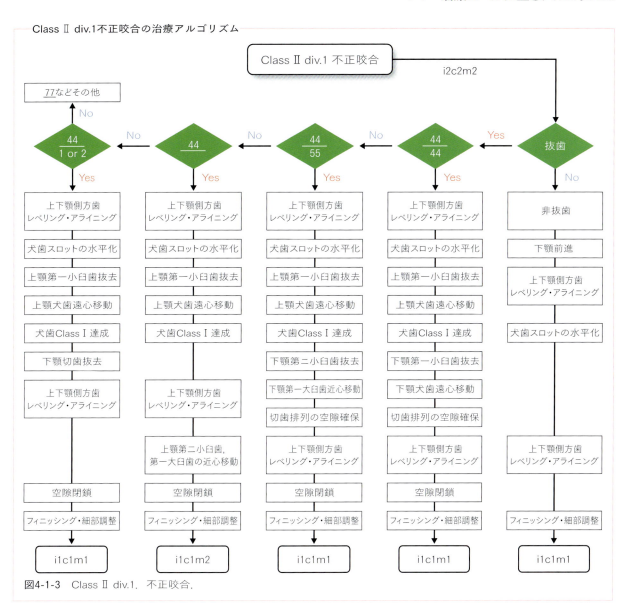

図4-1-3 Class Ⅱ div.1. 不正咬合.

（5）上顎第一小臼歯・下顎切歯抜去

成人症例で治療期間を短縮するために検討される．大臼歯関係をClass Ⅱ フィニッシュとし，スリーインサイザーで終了（i1c1m2）する．下顎前歯部でALDが解消できる場合に検討される．

（6）上顎第二大臼歯抜去（i1c1m2）

上下顎第一大臼歯の近遠心的関係からClass Ⅱ不正咬合に分類されるが，上顎第一大臼歯の近心移動でClass Ⅱになったもので骨格的にはClass Ⅰ不正咬合である．切歯部の叢生量が少なく，ストリッピングなどで解消でき，上顎第三大臼歯の発育がよい場合に検討される．上顎第一大臼歯を遠心移動するが，第三大臼歯の萌出を待たなければならない．

Chapter4 診断と治療計画

Class II div.2不正咬合の治療アルゴリズム

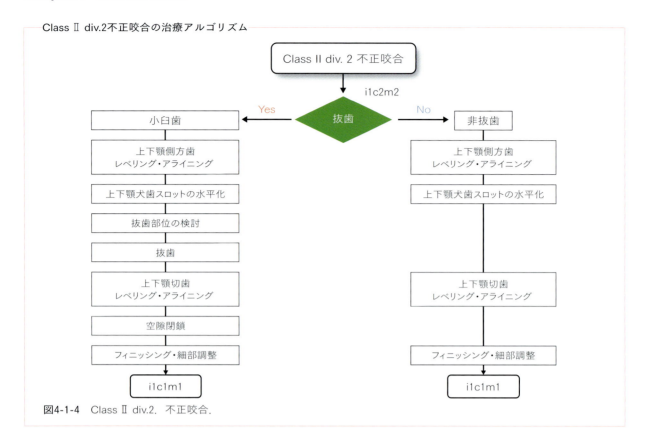

図4-1-4 Class II div.2. 不正咬合.

3．Class II div.2 不正咬合（i1c2m2）

過蓋咬合では一般に咬合挙上が困難で，抜歯によって咬合が深くなると懸念される．上顎切歯の唇側傾斜によって，空隙が生まれるので，基本的には非抜歯で治療する（図4-1-4）．

（1）非抜歯

切歯の唇側移動，臼歯の遠心移動，側方拡大，ストリッピング，下顎切歯の抜去によるスリーインサイザーの選択肢がある．

（2）第一小臼歯抜去

原則的には抜歯は選択されないが，著しい叢生があったり，著しい犬歯のClass II関係の場合に選択される．

4．Class III 不正咬合（i3c3m3）

（1）非抜歯

上顎切歯の唇側傾斜，下顎側方歯の遠心移動，上顎の側方拡大，下顎歯列弓のストリッピングについて検討する（図4-1-5）．

（2）上下顎第一小臼歯抜去

Class IIIでは上顎骨の発育不全によって上顎歯列が狭窄している場合が多い．そのため，骨格性要因が強いほど上顎切歯は唇側傾斜し，下顎切歯が舌側傾斜する．

4-1 治療ゴールに至るアルゴリズム

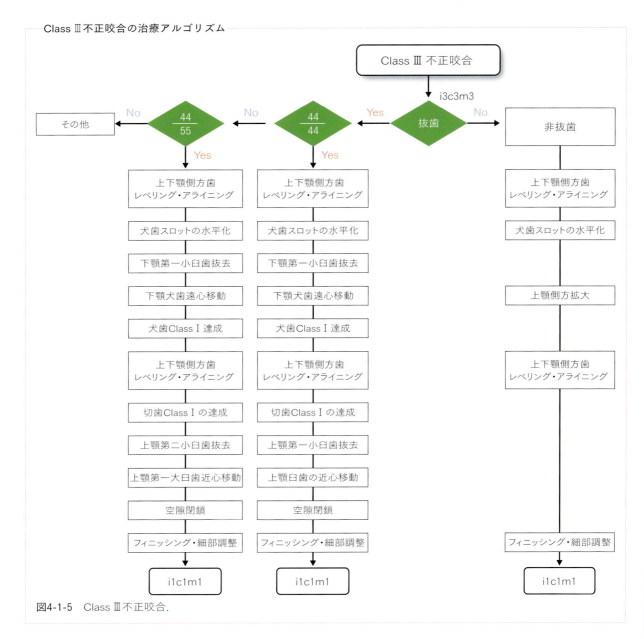

図4-1-5 Class Ⅲ不正咬合.

骨格性要因が強い場合には，上顎切歯の唇側傾斜と下顎切歯の舌側傾斜をさらに強めてしまう可能性がある．下顎前歯部歯肉の膨隆に注意しトルクを管理する．

（3）上顎第一小臼歯・下顎第二小臼歯抜去

上顎第一大臼歯を近心移動させ，下顎第一小臼歯を抜去し犬歯関係の Class Ⅰ 関係を達成するとともに切歯の Class Ⅰ 関係を達成する．

参考文献
1）Yuval Noah Harari：ホモ・デウス　テクノロジーとサピエンスの未来　上，柴田裕之訳，河出書房新社，東京，2018．
2）Christophe Steiner：アルゴリズムが世界を支配する，長峯　涼訳，角川 EPUB 選書，2013．

4-2 ブラケットの選択と歯の制御

Introduction

MBT™システムの治療は，歯に加えるトルクを決定するためにブラケットを選択することから始まる．治療目標とする上下歯列の排列とそれを達成するためのトルク量を決めるのである（図4-2-1）．そのためには2つの要因を検討しなければならない．1つは，緻密骨を避け歯槽骨内の中央に歯根を位置づける歯根のハウジングと，切歯，犬歯を遠心移動するときのトルク量についてである．

上下顎切歯のトルクは，患者がもっとも関心のある切歯の審美性に関係し，上顎中切歯のパラタルルートトルクと下顎切歯のラビアルルートトルクの設定が重要となる．犬歯トルクの設定には，アーチフォームの形状と遠心移動の有無が関係する．

1 上顎

1．中切歯

オーバージェットリダクションや空隙閉鎖のときに上顎切歯にパラタルルートトルクを加えるためにトルクは＋17°[1]となっている．SWAは7°なので，MBT™システムでは10°パラタルルートトルクが増加されている（図4-2-2）．

2．側切歯

パラタルルートトルクを加えるために＋10°[1]である．SWAは3°なので，MBT™システムでは7°増加している（図4-2-3a）．

前歯トルク選択シート

		前歯トルク選択シート（°）					
		右側			左側		
		犬歯	側切歯	中切歯	中切歯	側切歯	犬歯
上顎		○ −7	○ +10	● +14	● +14	○ +10	○ −7
		○ 0	○ −10			○ −10	○ 0
		○ +7					○ +7
下顎		○ −6	○ −6	○ −6	○ −6	○ −6	○ −6
		○ 0	○ +6	○ +6	○ +6	○ +6	○ 0
		○ +6					○ +6

図4-2-1 上顎中切歯のトルクは＋14°である．選択した前歯トルクが一目でわかるようにシートに明記しておく．

4-2 ブラケットの選択と歯の制御

上顎中切歯・上顎側切歯のトルク

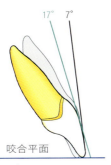
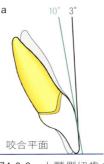
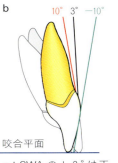

図4-2-2　上顎中切歯のパラタルルートトルク．SWAの＋7°は正常咬合から得られたトルク量（6.11°）に非常に近い．したがってMBT™システムでは10°パラタルルートトルクが追加されている．

図4-2-3　上顎側切歯のトルク．a：SWAの＋3°は正常咬合から得られたトルク量（4.42°）に非常に近い．したがってMBT™システムでは7°パラタルルートトルクが追加されている．b：側切歯が口蓋側転位している場合にブラケットを天地逆につけラビアルルートを加える．天然歯（4.42°）に比較して14.42°トルクが加えられることになる．

上顎左側側切歯の先天欠如および右側矮小歯の症例（12歳6か月女子）

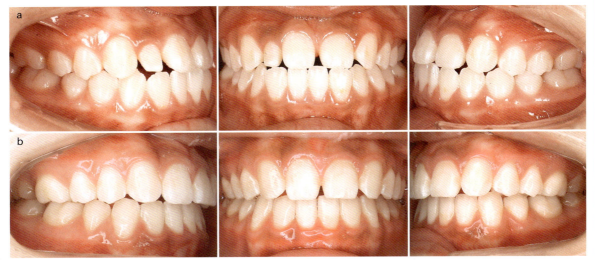

図4-2-4　a：初診時12歳7か月の女子．上顎右側側切歯の矮小および左側側切歯の先天性欠如．b：上顎右側矮小歯を抜去し上顎左右側犬歯を側切歯部に排列した．下顎左右側第一小臼歯を抜去し，側方歯のClass Ⅰ関係を達成した．

3．口蓋側転位している場合

　トルクを−10°に設定することでラビアルルートトルクを発揮させる[1]（図4-2-3b）．

4．側切歯欠如や形態不良の場合

　犬歯の近心移動によって側切歯部に近心移動させ犬歯を側切歯として排列する（図4-2-4）ために，犬歯トルクを＋7°にして歯根にパラタルルートトルクを加える．犬歯歯冠の形態修正が必要になる．

101

Chapter4　診断と治療計画

上顎犬歯トルクの選択

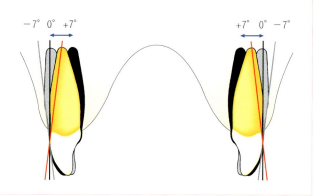

図 4-2-5　歯根尖の制御方向を決める．

テーパードアーチで−7°トルクを選択した場合

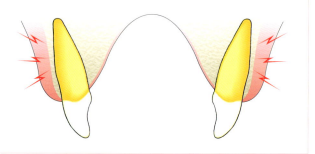

図 4-2-6　歯根が緻密骨と接触し，犬歯遠心移動の障害を引き起こす．

上顎犬歯歯根部の膨隆と貧血

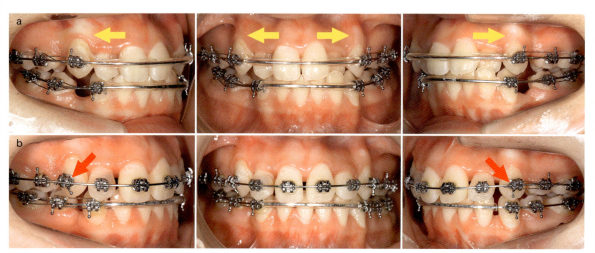

図 4-2-7　患者は上顎犬歯部に軽度の疼痛を訴えた．上顎犬歯の−7°トルクによって歯根が緻密骨に接触していると思われたので，＋7°のトルクにしたところ疼痛が消失した．

5．犬歯

　−7°と0°のトルクが準備されている[1]．−7°のトルクを天地逆に付けると，＋7°のトルクとなる．トルクを変えることで，歯槽骨内で歯根尖の位置を変える（図4-2-5）．上顎犬歯ブラケットは，0°トルクが多く使われている．トルクが−7°

102

4-2 ブラケットの選択と歯の制御

上顎大臼歯のマイナストルクの増加

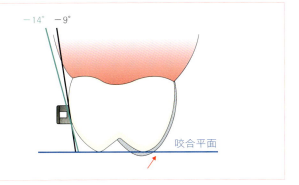

図 4-2-8　マイナストルクを増加させることで，舌側咬頭の垂れ下がりの問題が回避された．

上顎小臼歯の片顎抜去と Class Ⅱ フィニッシュ

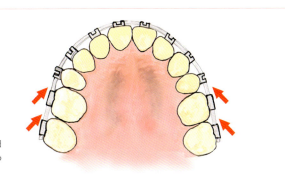

図 4-2-9　10°オフセットの上顎第一大臼歯および第二大臼歯に反対側の 0°オフセットの下顎第二大臼歯チューブをつけて近心にローテーションさせ Class Ⅱ フィニッシュする．

だと犬歯歯根は唇側の緻密骨に接触する可能性が大きくなる（図4-2-6）．犬歯歯根部に膨隆のある場合には，犬歯歯根が緻密骨にあたっている（図4-2-7a）ので，－7°トルクブラケットを天地逆に付け＋7°トルクとして作用させ，上顎犬歯歯根を歯槽骨内の中央に位置づける必要がある（図4-2-7b）．

6．小臼歯

第一小臼歯，第二小臼歯とも－7°のトルクで SWA のままとなっている[1]．ティップは，0°となり SWA の 2°のティップによる近心傾斜を改善した．

7．第一大臼歯・第二大臼歯

SWA －9°から－14°と－5°バッカルルートトルクを増加させ舌側咬頭の垂れ下がりの問題が回避された[1]（図4-2-8）．

8．Class Ⅱ 大臼歯関係で仕上げる場合

第一大臼歯（10°オフセット）および第二大臼歯（10°オフセット）に，反対側の下顎第二大臼歯のチューブ（0°オフセット）を設置することで，上顎大臼歯を10°近心に回転させ抜歯空隙を消費する[1]（図4-2-9）．下顎第二大臼歯のトルクは，－15°なので上顎第一大臼歯および第二大臼歯の－14°トルクとほぼ同じになる．

Chapter4　診断と治療計画

2　下顎

1．中切歯・側切歯

トルクー6°は治療初期のレベリング・アライニングで切歯の唇側傾斜を防止し，ラビアルルートトルクを発揮し歯根の唇側移動によって切歯を整直させる[1]（図4-2-10a）．下顎切歯の唇側傾斜は歯肉退縮を引き起こす．Class Ⅱ div.1でオーバージェットが大きい場合には天地を逆にして＋6°とする（図4-2-10b）．

Class Ⅲで－6°トルクを適用すると下顎切歯が著しい舌側傾斜を示すことがある．これを回避するためには，McLaughlin Bennett 5.0システムあるいはMBT™システム SmartClip™ SL 3の－1°トルクを応用する（⇒p.69参照）．

2．犬歯

下顎犬歯ブラケットには，－6°と0°のトルクが用意されている[1]．－6°のトルクを天地逆に付けると，＋6°のトルクとなり，歯槽骨内で歯根尖の位置を変えることができる．McLaughlinは－6°トルクの下顎犬歯ブラケットを推奨してい

下顎切歯のトルク

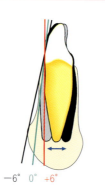

図4-2-10　a：SWAより5°マイナストルクを増加させている．歯根にラビアルルートトルクを加え歯根を整直させる．b：天地を逆に付けると＋6°となる．Class Ⅱ div. 1の場合に＋6°とするとオーバージェットの是正を助ける．

下顎犬歯トルクの選択

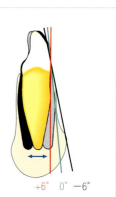

図4-2-11　歯根尖の制御方向を決める．

る．下顎犬歯で SWA の－11°から MBT™ システム －6°への5°のトルクの減少は，小臼歯で SWA の－17°から MBT™ システム －12°への5°のトルク減少と一致する．下顎犬歯トルクが SWA の－11°に比較して MBT™ システムで－6°と5°の減少は，歯槽骨内に歯根を位置づけ唇側歯頸部の歯肉退縮を回避する（図4-2-11）．

3．小臼歯・大臼歯

SWA では，下顎臼歯部の舌側傾斜が生じ過蓋咬合が生じていた．MBT™ システムでは，臼歯部のマイナスのトルク量を少なくし小臼歯から大臼歯にかけて連続的に臼歯を頰舌的に整直させている[1]．MBT™ システムでは，第一小臼歯－12°，第二小臼歯－17°，第一大臼歯－20°，第二大臼歯－15°のトルクで，SWA より第一・第二小臼歯がそれぞれ5°，第一大臼歯が10°，第二大臼歯が20°増加している（⇒表2-3-6参照）．

4．アーチフォーム形状と犬歯ブラケットのトルク

犬歯のトルクは，アーチフォームの形状と犬歯の遠心移動の観点から注意が必要である．前歯部の形態によって特徴づけられるアーチフォームの形状に，犬歯の位置は大いに関係する．犬歯は，歯根が長く歯列弓形状の変曲点に位置し，側方運動にも関係する．アーチフォームの形状は，歯槽骨の形態から上下顎犬歯のブラケットのトルクを選択するための指標となる．

McLaughlin[1] は，スクエアもしくはオーボイドのアーチフォームで上顎犬歯ブラケットに－7°トルク，下顎犬歯－6°トルクを推奨している．オーボイドもしくはテーパードのアーチフォームでは，上下顎犬歯とも0°トルクのブラケットを使用する．テーパードのアーチフォームでは，犬歯ブラケットは上顎＋7°，下顎＋6°トルクにして犬歯歯根を歯槽骨の中央に位置づける[1]．

アーチフォーム形状と関連して，上下顎犬歯の歯根部歯肉の膨隆が強い症例では，遠心移動時に犬歯歯根が緻密骨にあたり，臼歯の固定喪失を引き起こす．トルク0°あるいは上顎で＋7°，下顎で＋6°を選択する．

参考文献
1) McLaughlin RP, Bennett JC, Trevisi HJ: Systemized Orthodontic Treatment Mechanics, Mosby International, St Louis, 2001.

4-3 ブラケットの位置づけとヒューマンエラー

Introduction ブラケットは，臨床歯冠の中央で，発育隆線に平行にブラケットウィングを正確に位置づけることが重要である（図4-3-1）．完全萌出して形態異常のない歯では，ブラケットを位置決めしやすいが，歯肉炎や歯の大きさの異常，切縁や咬頭の変異のさまざまな要因（表4-3-1）によって，垂直的エラー，水平的エラー，回転エラーが生じる．位置づけのエラーは，このほかに歯の唇・頬側面形態とブラケットベースの不適合，ブラケットベースの接着材の不均一な厚みによって起きる[1,2]．これらのエラーは，トルクやローテーション，ティップのエラーを引き起こす[1]．

1 ブラケット位置づけのエラー

1．ブラケットの垂直的エラー

垂直的エラーは，ブラケットハイトの問題を起こす（図4-3-2a）．

2．ブラケットの水平的エラー

臨床歯冠軸の近心や遠心に位置がズレる水平的エラーは，歯の捻転を引き起こす（図4-3-2b）．

3．ブラケットの回転エラー

切歯では，切縁とブラケットスロットを平行に位置づける．臨床歯冠軸に対してブラケットスロットが回転し（図4-3-2c），ティップのエラーを引き起こす[1]．

ブラケットの位置づけ

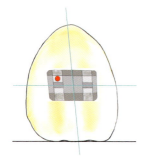

図4-3-1　中切歯におけるブラケットの位置．

表4-3-1　ブラケット垂直的位置づけのエラー

臨床歯冠	長い，あるいは短い
歯肉との関係	
	歯肉炎によって臨床歯冠が短い
	歯が舌側（口蓋側）に傾斜・転位して臨床歯冠が短く見える
	歯が唇側・頬側に傾斜・転位して臨床歯冠が長く見える
萌出	臨床歯冠が短い
切端・咬合面との関係	咬耗により臨床歯冠が短い
	破折により臨床歯冠が短い

4-3 ブラケットの位置づけとヒューマンエラー

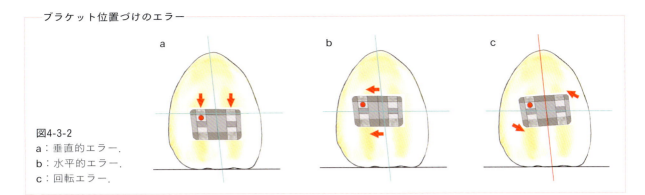

図4-3-2
a：垂直的エラー．
b：水平的エラー．
c：回転エラー．

2　ブラケットの位置づけ

1．中切歯・側切歯

　ブラケットは，臨床歯冠の中央で，発育隆線に平行にブラケットウィングを正確に位置づけ，切縁への平行性についても考慮する（図4-3-1）．切縁からの距離を測るときはFAポイントを通る接線に対して90°の方向で測定する[2]（図4-3-3a）．しかし，歯列全体での中切歯，側切歯の臨床歯冠軸の長さに不調和を示すことがある．中切歯が比較的長い場合は，FAポイントから少し切縁寄りにブラケットを位置づける．側切歯では，形態不良がよくみられ，臨床歯冠長軸が短い場合がある．その場合は，少し深めに位置づける．上顎切歯は，患者がもっとも関心が高いので注意深い位置づけが必要である[2]．

2．犬歯・小臼歯

　犬歯・小臼歯ブラケットを位置づけるときは，咬合平面に平行に尖頭からの距離を参考にする（図4-3-3b）．しかし，尖頭の咬耗で臨床歯冠軸が短くなったり，尖頭が鋭く長かったりする場合は，ブラケットハイトを補整する．

3．上顎第一大臼歯・第二大臼歯

　ブラケットハイトは，咬合面に平行に測定する（図4-3-3c）．頰面溝が臨床歯冠軸に一致し，近遠心的傾斜度は，咬合面に対して4.5°～5.7°で，SWAでは5°としていた．MBT™システムでは，上顎第一大臼歯に0°ティップのブラケットを使用しスロットを頰側咬頭に平行にすることで，上顎第一大臼歯が5°近心に傾斜して排列される[2]（図4-3-4a）．

4．下顎第一大臼歯・第二大臼歯

　第一大臼歯に0°ティップのブラケットを使用しスロットを頰側咬頭に平行にすることで，下顎第一大臼歯が2°近心に傾斜して排列する[2]（図4-3-4b）．

Chapter4　診断と治療計画

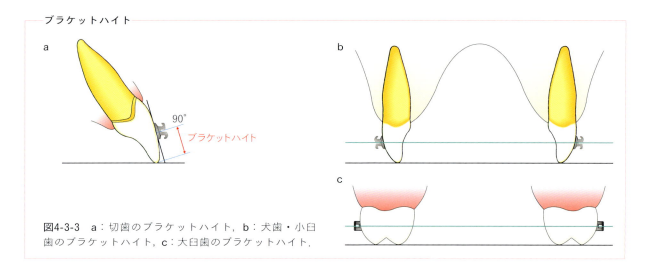

図4-3-3　a：切歯のブラケットハイト，b：犬歯・小臼歯のブラケットハイト，c：大臼歯のブラケットハイト．

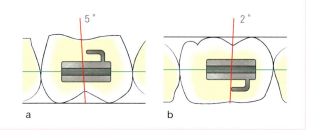

図4-3-4　a：上顎大臼歯ブラケット．b：下顎大臼歯ブラケット（McLaughlin RP, Bennett JC, Trevisi HJ: Systemized Orthodontic Treatment Mechanics, Mosby International, St Louis, 2001より改変）．

3　インダイレクトボンディング法

　ブラケットポジショニングチャートを用いた治療前の口腔模型によるインダイレクトボンディング法や口腔模型の各歯を歯冠分離しセットアップして作製するインダイレクトボンディング法（図4-3-5）がある．

　ダイレクトボンディング法に比較してインダイレクトボンディング法のほうが位置づけのエラーは少ないと思われる．しかし，治療前の口腔模型によるインダイレクトボンディング法，セットアップしたインダイレクトボンディング法に関わらず，どちらにもそれぞれエラーが生じる（表4-3-2）．今後は，治療後の咬合平面を基準とした口腔内デジタルスキャナーによる3Dプリンターのシステムに発展していくだろうが接着時のエラーは生じる．

　現在のところ，治療過程でブラケットポジションの問題を検出しながら修正していかなければならない．

4-3 ブラケットの位置づけとヒューマンエラー

インダイレクトボンディング法

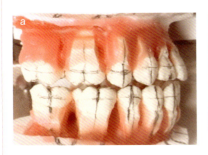
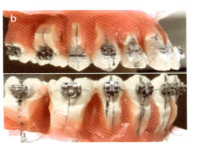
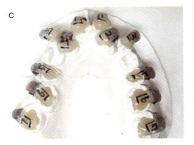
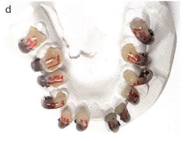

図4-3-5 セットアップによるインダイレクトボンディング法．a：歯のセットアップとFAポイントの確認，b：ブラケットの仮着，c：上顎歯の個歯トレイ，d：下顎歯の個歯トレイ．

表4-3-2 インダイレクトボンディング法の差異

	治療前模型	セットアップ模型
歯冠の分離	不要	必要
口腔模型への仮着	歯の位置異常で困難	容易
ハイト	歯ごとに確認のため，補整が必要	歯列全体で確認可能
ティップ	歯ごとに確認	歯ごとに確認
アーチフォーム	推定	整合性をとりやすい
咬合平面の設定	推定	可能
技工時間	比較的短い	長い
接着	側方歯，切歯ごと	歯ごと
接着に必要な時間	短い	長い
トレイの再利用	不可能	可能

参考文献
1) Bennett JC, McLaughlin RP: Orthodontic Management of the Dentition with the Preadjusted Appliance, ISIS Medical Media, Oxford, 1998.
2) McLaughlin RP, Bennett JC, Trevisi HJ: Systemized Orthodontic Treatment Mechanics, Mosby International, St Louis, 2001.

4-4 アーチフォームの選択

Introduction

咬合面からみた歯列弓は，前歯部の形状によって特徴づけられる．患者に適用するアーチフォームは治療前の前歯部の形状で決めるが，おおむね全体の40%はオーボイド形状である．Class II 不正咬合では尖形形状が多くなり，Class III 不正咬合でスクエア形状が強まる．上顎のアーチフォームは下顎のアーチフォームに合わせる．男性に比較して，女性のアーチフォームは丸みを帯びている．第一小臼歯を抜去すると上顎歯列弓形状は尖形化する傾向がある．十分に犬歯を遠心移動し，切歯を配列するために利用する前歯部の空間（歯列弓長径）を確保する必要がある．

1 アーチフォームの個別化

咬合面方向から見た下顎歯列弓形態に合わせてアーチワイヤーを屈曲したスタンダードエッジワイズ法から，プリフォームのアーチワイヤーを使用するプリアジャステッド法への変化は，患者に適用するアーチフォーム形状への関心を高めた．歯列弓形状は個体差が大きく，治療後の長期安定性を得るためには多くで個別化される必要がある[1,2]．

治療初期のレベリング・アライニングの段階で用いられる Ni-Ti 合金のプリフォームアーチワイヤーは，超弾性や形状記憶の特性をもつので，ワイヤーの屈曲は不可能である．最初のワイヤーの .016 HANT ワイヤーでは，個々の歯の捻転やブラケットスロットの高さを整えるだけなので，歯列の形状への影響は少なく，治療初期にはすべての症例でオーボイドアーチフォームを適用することでよい[2]と考えられる．

前歯部のレベリング・アライニングが進むと，捻転やティップが是正されブラケットスロットが水平化し，前歯部の歯列弓形状が明確になってくる．引き続きトルクを制御するために .019×.025 HANT ワイヤーを装着するが，形状記憶の特性があるので前歯部の歯列弓形状にアーチフォームを適合させる必要がある．空隙閉鎖から細部調整の段階では，.019×.025 HANT ワイヤーと同じ形状の .019×.025 SS ワイヤーを装着する．治療によって変化した歯列弓形状は，治療前の形状に戻る傾向をもっているので，必要に応じ患者の歯列弓形状に合わせてアーチフォームを調整する．McLaughlin ら[2]は，個々の症例への対応として，軟化させたワックステンプレート上でレクタンギュラースチールワイヤーを歯列弓に合わせて調整し，アーチフォームを個別化できるとしている．

2 MBT™ システムのアーチフォーム

　MBT™ システム[2]では，テーパードアーチフォーム（OrthoForm™ Ⅰ），スクエアアーチフォーム（OrthoForm™ Ⅱ），オーボイドアーチフォーム（OrthoForm™ Ⅲ）の3種類のプリフォームドアーチワイヤーを利用している．模型や咬合面観写真で前歯部歯列弓上にクリアテンプレートを合わせて（図4-4-1），適切なアーチフォームを選択する（図4-4-2）．

　テーパードアーチフォーム（OrthoForm™ Ⅰ）は，犬歯間幅径がもっとも狭く尖形で，歯列弓が狭く犬歯・小臼歯部に歯肉退縮している成人にテーパードが有効である[2]．スクエアアーチフォーム（OrthoForm™ Ⅱ）は，歯列弓形態が広く，下顎臼歯部の頬側への整直と上顎歯列弓の拡大が必要な場合に使用される．オーボイドアーチフォーム（OrthoForm™ Ⅲ）は，テーパードとスクエアの間の形状を示し，McLaughlin ら[2]は，白人に推奨するアーチフォーム比率としてテーパードで45％，オーボイド45％，スクエア10％としている．

アーチフォームの選択

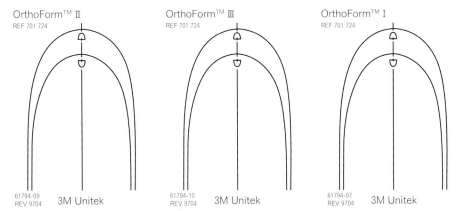

図4-4-1　MBT™ システムで使用するクリアテンプレート．
テーパード，スクエア，オーボイドの3種類の形状を上下顎歯列弓の前歯部に合わせて適切なものを選択する．外側のアーチフォームが上顎歯列用で内側のアーチフォームが下顎用を示す．

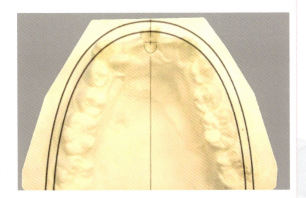

図4-4-2　アーチフォームの選択．
前歯が排列されたときのおおよその形状に合わせアーチフォームを選択する．

1．下顎歯列弓形状の調査の比較

クリアテンプレートによるアーチフォームの調査結果[2-5]をみると，オーボイドは日本人，白人とも40％前後を示している．テーパードとスクエアの割合は，日本人と白人において対照的で，白人ではテーパードが多くスクエアの割合が少ない．逆に日本人では，テーパードが少なくスクエアの割合が多い（図4-4-3）．古賀・渡辺[3]によれば，日本人ではテーパード11％，オーボイド約38％，スクエア51％としている．竜ら[4]の日本人データを基にアーチフォームの割合を計算すると，テーパード28％，オーボイド40％，スクエア32％と古賀・渡辺[3]よりもテーパードが多く，オーボイドが少なくなっている．

日本人の正常咬合とインド人正常咬合歯列の下顎歯列弓形状を比較すると，同様にインド人で尖形化が強く，日本人ではよりスクエアのほうに位置し，歯列弓形状の分布範囲が広く多様である[6]ことがわかっている（表4-4-1）．人種差や歯冠形態の多様性を示しながら，正常咬合を達成することが可能なのは，個々の歯のティップやトルクが関係するものと推察される．さらに歯列弓形状は，顔面骨格型や歯列の前後的関係が歯列弓形態に影響されると考えられる．

2．Class Ⅰ～Ⅲ不正咬合におけるアーチフォームの割合の比較

（1）Class Ⅰ不正咬合

Class Ⅰ不正咬合についてみると，オーボイドは各調査[1,4,5]の日本人，白人ともに37％から45％まで，40％前後に分布している．日本人は，白人に比較してテーパードが少なく，スクエアが多い．日本人のスクエアは，竜ら[4]の32％に対してNojimaら（日本人）[5]53％と高い割合を示していた（図4-4-4）．これらの2つの調査の差異は，前歯部の叢生によってクリアテンプレートの選択に誤差が生じた可能性が高い．

（2）Class Ⅱ不正咬合

Class Ⅱ不正咬合についてみると，竜ら[4]はテーパード，オーボイドともに43％で，スクエア14％と少ない．Nojimaら（日本人）[5]は，オーボイドがもっとも多く52％，テーパードとスクエアがそれぞれ24％となっている．白人では，テーパードについてNojimaら（白人）[5]が60％，Felton[1]が53％と報告している（図4-4-5）．

（3）Class Ⅲ不正咬合

Class Ⅲ不正咬合では，竜ら[4]，Nojimaら（日本人）[5]，Nojimaら（白人）[5]の調査ともテーパードがそれぞれ17％，4％，24％と少なくオーボイド，スクエアの順に増加している（図4-4-6）．スクエアの割合は，日本人で竜ら[4]が50％，Nojimaら（日本人）[5]が58％と大多数を占めている．白人では，Nojimaら（白人）[5]が44％であった．Class Ⅲでは，上顎劣成長や下顎臼歯の舌側傾斜を示す傾向があるので，スクエアの割合が増加するものと思われる．

4-4 アーチフォームの選択

下顎歯列弓形状の調査の比較

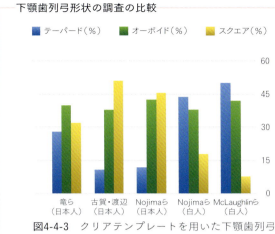

図4-4-3 クリアテンプレートを用いた下顎歯列弓形状の調査の比較.

表4-4-1 日本人とインド人における正常下顎歯列弓形状の比較

	日本人 平均値	SD	インド人 平均値	SD	p値
Log F 値	−2.5	1.72	−1.13	0.83	P＜0.01

（Mann-Whitney U test）

Log F 値が大きいほどテーパードアーチフォームを示し，小さい値ほどスクエアアーチフォームを示す．日本人のアーチフォームはインド人に比較してマイナスのより小さな値を示しスクエア形状が強いことを示している．標準偏差も日本人でばらつきが大きい（Ryu T, Otani S, Kikuchi H, Himuro T:Quantitative analysis of dental arch configurations: comparison between Japanese and Indian mandibular dental arch configurations. Orthod Waves 62:224-227, 2003[6]）より引用）

Class Ⅰ～Ⅲ不正咬合におけるアーチフォームの割合の比較

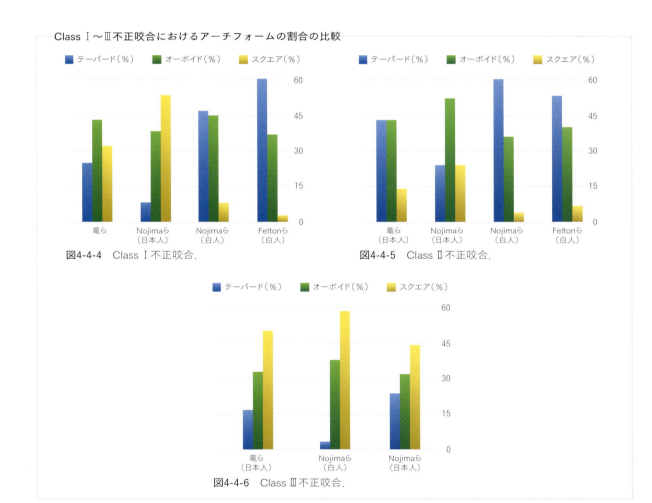

図4-4-4　Class Ⅰ不正咬合．

図4-4-5　Class Ⅱ不正咬合．

図4-4-6　Class Ⅲ不正咬合．

Chapter4　診断と治療計画

3　歯列弓の形状からみた日本人のアーチフォーム

1．Log F 値を用いた分析

大谷ら[7]は，大きさの要素を除いた歯列弓形状を 4 次多項式 $y=ax^2+bx^4$ で表し Log F 値（$F=a^3/b$）と命名して，Log F 値によって歯列弓形状を定量化し実際の歯列弓での Log F 値の高い適合性と妥当性を示した．竜[8]は，日本人正常咬合者の上下顎歯列弓形状の Log F 値を用いて，正常咬合者の上下顎の歯列弓形状間に強い正の相関（r＝0.713）を確認した（図4-4-7）．これは下顎歯列弓形状に使用するアーチフォームと同じ形状のものを使用するコーディネーションの根拠を示している．

さらに Ryu ら[6]は，Log F 値を用いてインド人と日本人の正常咬合の歯列弓形状を比較した（図4-4-8, 9, 10）．その結果，インド人の歯列弓形状（図4-4-9）は Log F 値の平均が－1.13±0.83 と日本人の歯列弓形状 －2.50±1.72（図4-4-10）と比較して大きく強い尖形性を示した（表4-4-1）．この結果は，白人に比較して日本人でテーパードが少なくスクエアの割合が多いというクリアテンプレートを用いた調査結果[2-5]と一致している．さらに日本人 Class Ⅰの正常咬合歯列の形状は，白人に比較して幅広く分布し[6]，男性に比較して女性で丸みをもつ性差のある[9]ことがわかった（図4-4-11）．

未発表データであるが，原野ら[10]は Log F 値を用いて，Class Ⅰ不正咬合の下顎歯列弓形状と日本人正常咬合歯列との間で統計学的に有意な差を認めなかった（図4-4-12）．これは，クリアテンプレートを使用して歯列弓形状を決定する際には，治療前の叢生を示す下顎歯列弓の形状に基づいて決定してかまわないと思われる．また，前歯の叢生は，歯冠近遠心幅径の過大と歯列前方幅径の減少によって生じていた[10]．

2．MBT™ システムによる小臼歯抜去治療が Class Ⅰ叢生に与える影響

Miyake ら[11]は，MBT™ システム[2]による小臼歯抜去治療が Class Ⅰ叢生の歯列弓形態に与える影響について検討した．その結果，治療後の抜歯群における上顎歯列弓形状は治療前のアーチフォームから尖形化することを示した．これは，模型分析結果と照合すると，上顎前歯部叢生を解消するために犬歯間幅径維持したまま歯列弓前長径を増加させることによって生じていた．歯冠近遠心幅径は，抜歯群の上顎第二大臼歯を除くすべての歯種が非抜歯群より統計学的に大きく，下顎で犬歯，第一，第二小臼歯が有意に大きかった．上下顎切歯は，抜歯群，非抜歯群とも適切なトルクを維持しており，抜歯群ではトルクが適切に制御されながら後方に移動し，上顎歯列弓で尖形化が認められた．

4-4 アーチフォームの選択

日本人正常咬合における上下顎歯列弓形状間の相関

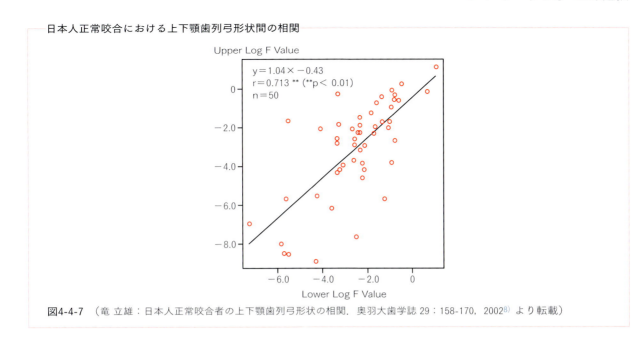

図4-4-7 （竜 立雄：日本人正常咬合者の上下顎歯列弓形状の相関．奥羽大歯学誌 29：158-170, 2002[8]）より転載）

下顎歯列弓への4次多項式の曲線近似

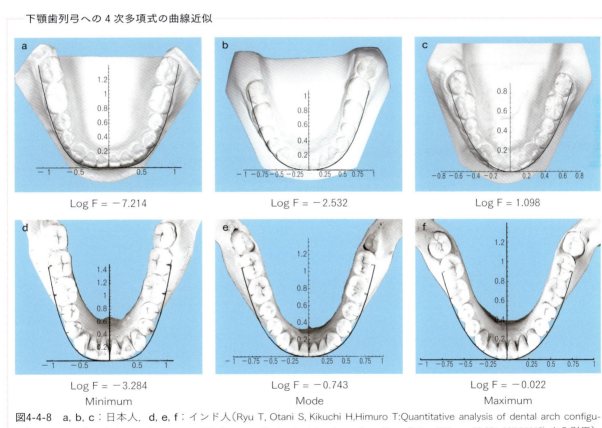

図4-4-8　a, b, c：日本人．d, e, f：インド人（Ryu T, Otani S, Kikuchi H, Himuro T:Quantitative analysis of dental arch configurations: comparison between Japanese and Indian mandibular dental arch configurations.Orthod Waves 62:224-227,2003[6]）より引用）．

115

Chapter4 診断と治療計画

インド人／日本人正常咬合における Log F 値の分布

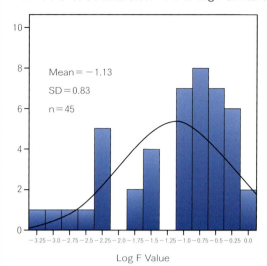

図4-4-9 インド人正常咬合における Log F 値の分布（Ryu T, Otani S, Kikuchi H, Himuro T：Quantitative analysis of dental arch configurations: comparison between Japanese and Indian mandibular dental arch configurations.Orthod Waves 62:224-227,2003[6]）より引用）．

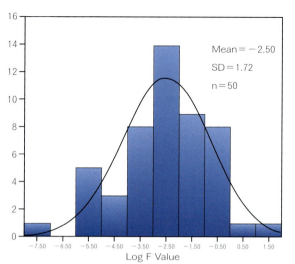

図4-4-10 日本人正常咬合における Log F 値の分布（Ryu T,Otani S,Kikuchi H, Himuro T：Quantitative analysis of dental arch configurations: comparison between Japanese and Indian mandibular dental arch configurations.Orthod Waves 62:224-227,2003[6]）より引用）．

日本人正常咬合の上下顎歯列弓における性差

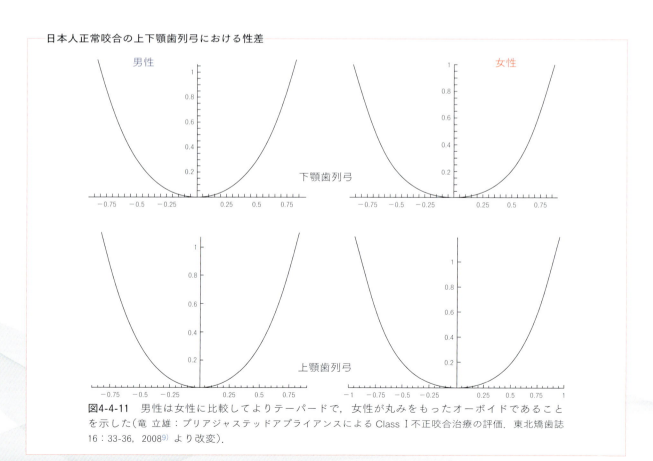

図4-4-11 男性は女性に比較してよりテーパードで，女性が丸みをもったオーボイドであることを示した（竜 立雄：プリアジャステッドアプライアンスによる Class I 不正咬合治療の評価．東北矯歯誌 16：33-36，2008[9]）より改変）．

4-4 アーチフォームの選択

Log F 値によって定量化した Class Ⅰ 叢生と正常咬合の下顎歯列弓形状の比較

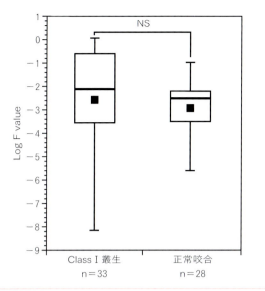

図4-4-12 Class Ⅰ 叢生で，幅広く分布していたものの，2群間で統計学的に有意な差を認めなかった（Mann–Whitney U test）．

Conclusion

以上のことから，日本人のアーチワイヤーの選択にあたっては，オーボイドが40%であり，また Class Ⅰ 抜歯症例では治療後に歯列が尖形化する[9]ので多くはオーボイドを使用してよいが，Class Ⅲ 症例ではスクエアの使用が推奨される．日本人は歯列弓形状の分布範囲が広いことから，レクタンギュラーHANT ワイヤーおよびレクタンギュラーSS ワイヤーを適用する際にはテーパード，オーボイド，スクエアの3種類の形状を症例の前歯部歯列弓の形状に合わせて選択して使用する必要がある．

参考文献
1) Felton MJ, Sinclair PM, Jones DL, Alexander RG: A computerized analysis of the shape and stability of mandibular arch form. Am J Orthod Dentofacial Orthop 92 (6)：478-83, 1987.
2) McLaughlin RP, Bennett JC, Trevisi H：システマイズド オルソドンティック メカニクス．古賀正忠・氷室利彦監訳，Mosby エルゼビア・サイエンス，2002.
3) McLaughlin, RP, 末石研二, 二宮 隆, 古賀正忠：特集 Dr. McLaughlin インタビュー Readjusted Appliance の現状と展望．矯正臨床ジャーナル 26 (6)：11-30, 2010.
4) 竜 立雄ほか：クリアテンプレートを用いた下顎歯列弓形状の評価．東北矯正歯誌 20：81-86, 2012.
5) Nojima, K, McLaughlin, RP, Ishiki, Y, Sinclair, PM:A comparative study on Caucasian and Japanese mandibular clinical arch forms. Angle Orthod 71:195-200,2001.
6) Ryu T, Otani S, Kikuchi H, Himuro T:Quantitative analysis of dental arch configurations: comparison between Japanese and Indian mandibular dental arch configurations. Orthod Waves 62:224-227,2003.
7) 大谷伸一：下顎における歯列弓形状と顎骨形態との関連性．奥羽大歯学誌 28:179-188,2001.
8) 竜 立雄：日本人正常咬合者の上下顎歯列弓形状の相関．奥羽大歯学誌 29: 158-170,2002.
9) 竜 立雄：プリアジャステッドアプライアンスによる Class Ⅰ 不正咬合治療の評価．東北矯正歯誌 16:33-36,2008.
10) Harano AT, Ryu T Oue K, Miyake H, Himuro T:Cause of dental arch crowding in Class Ⅰ malocclusion (unpublished data).
11) Miyake H, Ryu T, Himuro T:Effects on the Dental Arch Form Using a Preadjusted Appliance with Premolar Extraction in Class Ⅰ Crowding. Angle Orthod 78:1043-1049,2008.

4-5 上下顎歯列弓の近遠心的評価

Introduction

　MBT™システムでは，水平なアーチワイヤー上でスライディングメカニクスを適用して個々の歯を近遠心的に移動させる．上下歯列が咬合したときの切歯，犬歯，第一大臼歯における近遠心的位置関係は，歯列内での歯の移動を計画するための重要な指標となる．これらの指標を参照することによって，上下顎歯列の近遠心的な位置的関係を明確にし，切歯の遠心移動や左右側の犬歯，第一大臼歯の近遠心的移動のアルゴリズムを検討することが可能となる．

　チェアサイドでは，Dental VTO（⇒4-6を参照）をもとに，水平面上で中切歯，左右側犬歯，左右側大臼歯それぞれの歯の移動方向と移動量を直視的に判断する．

1 切歯関係の分類

　上下顎の切歯関係（図4-5-1，表4-5-1）[1,2]は，Angleの分類[3]で定義されるように不正咬合の診断に大きくかかわる．上下顎の切歯関係は，不正咬合の背景に隠れる上下顎骨格関係の問題や，下口唇・舌が発揮する機能力の影響を反映させるからである．また，切歯関係は，患者の主訴とも関連づけられるので，治療方針の決定に大きくかかわる．上下顎切歯の位置的関係は，治療目標の一つとして治療後の切歯の位置を設定し，歯の移動を計画するために重要な情報を提供する．

　切歯関係がClass Iの場合，下顎切歯の切縁は上顎切歯舌面の基底結節（舌面の中間部）の直下に咬合する（図4-5-2a）．Class IIは，下顎切歯の切縁が上顎切歯舌面の基底結節の後方に咬合するもので，Angleの分類[3]と同様に上顎切歯が唇側に傾斜しているものと（図4-5-2b），舌側に傾斜しているもの（図4-5-2c）の2つの細目がある．上顎切歯が唇側傾斜している場合，上顎切歯部の叢生の改善に加えて，上顎前歯部の遠心移動が必要になり，抜歯空隙が大きく消費される．舌側傾斜している場合は，上顎切歯の唇側傾斜が必要となる．

　Class IIIでは，下顎切歯の切縁が上顎切歯舌面の基底結節の前方で咬合し，オーバージェットの減少あるいはマイナスのオーバージェットを示す（図4-5-2d）．したがって，治療計画では上顎切歯の唇側移動もしくは下顎切歯の舌側移動が計画されることになる．下顎切歯を遠心移動する場合には，下顎犬歯の遠心移動によって下顎切歯を舌側移動させる空隙を確保しなければならない．

4-5 上下顎歯列弓の近遠心的評価

切歯関係の分類

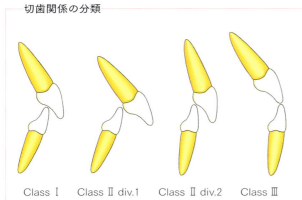

図4-5-1

表4-5-1 切歯関係の分類と定義

分類	定 義
Class Ⅰ	下顎切歯の切縁が上顎切歯舌面の基底結節（舌面の中間部）の直下に咬合するもの
Class Ⅱ div.1	下顎切歯の切縁が上顎切歯舌面の基底結節の後方に咬合し，上顎切歯が唇側傾斜しているもの
Class Ⅱ div.2	下顎切歯の切縁が上顎切歯舌面の基底結節の後方に咬合し，上顎切歯が舌側傾斜しているもの
Class Ⅲ	下顎切歯の切縁が上顎切歯舌面の基底結節の前方に咬合するもの．オーバージェットの減少あるいはマイナスのオーバージェットを示す

切歯関係の側方面観および仰視

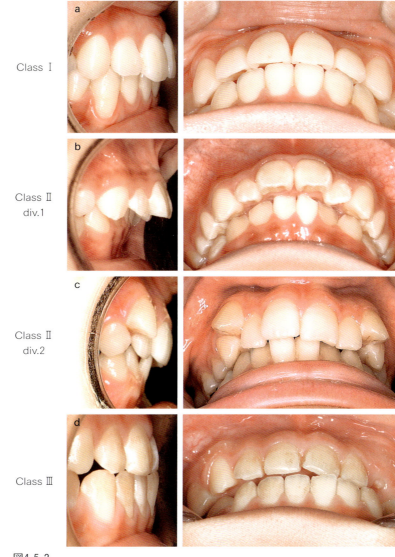

図4-5-2

119

Chapter4 診断と治療計画

2 犬歯関係の分類

　犬歯関係の分類（図4-5-3, 表4-5-2）は，犬歯尖頭の位置から上下歯列の近遠心的位置関係の評価に役立つ[1]．犬歯の位置は，叢生のような局所的咬合異常によって影響を受ける．側面から上下顎犬歯関係を観察するが，側方面観だけでは正確に評価できないことがあるので注意が必要である（図4-5-4a）．正確な診断と記録のために側方からの観察が必要である（図4-5-4b）．

　上顎犬歯は，前歯部から臼歯部に移行する歯列弓の変曲点にあり混合歯列後期に萌出するので，唇側転位などの位置異常を起こすことが多い．下顎切歯部の叢生は，混合歯列前期の最初に発生するので，つづいて萌出する下顎犬歯に影響を与える．叢生は，歯冠近遠心幅径の増加や前歯部前方歯列の幅径の減少によって生じ，アーチレングスディスクレパンシーの問題があるので，空隙を利用するときのアルゴリズムに犬歯関係の分類がかかわる．

　ClassⅠでは，上顎犬歯が下顎犬歯と第一小臼歯の歯間鼓形空隙に咬合する（図4-5-3a）．犬歯関係がClassⅠの場合，犬歯の遠心移動を上下顎で同時に実施するこ

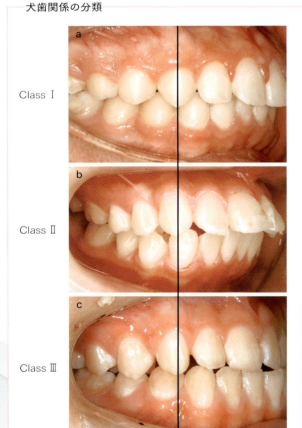

犬歯関係の分類

ClassⅠ
ClassⅡ
ClassⅢ

図4-5-3

表4-5-2　犬歯関係の分類と定義

分類	定義
ClassⅠ	上顎犬歯が下顎犬歯と第一小臼歯の歯間鼓形空隙に咬合するもの
ClassⅡ	上顎犬歯が下顎犬歯と第一小臼歯の歯間鼓形空隙より前方に咬合するするもの
ClassⅢ	上顎犬歯が下顎犬歯と第一小臼歯の歯間鼓形空隙より後方に咬合するするもの

4-5 上下顎歯列弓の近遠心的評価

犬歯関係の側面観

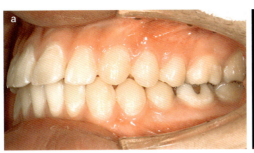
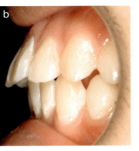

図4-5-4　左側面観では犬歯関係がClass Ⅰに見える(a)が，犬歯の正方向から見ると軽度なClass Ⅱを示している(b).

Class Ⅰ・Ⅱ犬歯関係における上下顎第一小臼歯抜去のタイミング

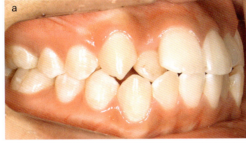
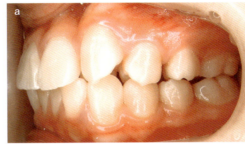
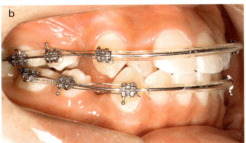
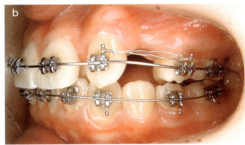

図4-5-5　Class Ⅰ犬歯関係.
a：治療前にClass Ⅰ犬歯関係を示す．b：上下顎の犬歯は同時期に抜去され上下顎犬歯が遠心移動されている．

図4-5-6　Class Ⅱ犬歯関係.
a：治療前にClass Ⅱ犬歯関係を示す．b：Class Ⅰ犬歯関係を達成するために上顎第一小臼歯を抜去し，上顎犬歯の遠心移動を優先させる．犬歯のClass Ⅰ関係が達成されてから下顎第一小臼歯が抜去される．

とができる(図4-5-5)．しかし，Class Ⅱの場合(図4-5-6a)は，上顎犬歯が下顎犬歯と第一小臼歯の歯間鼓形空隙よりも近心に咬合するので，上顎犬歯の遠心移動を優先させなければならない(図4-5-6b)．上顎犬歯の遠心移動に比較して，下顎犬歯の遠心移動が進んでしまうと，犬歯のClass Ⅱ関係の是正が難しくなる．Class Ⅲでは，上顎犬歯は下顎犬歯と第一小臼歯の歯間鼓形空隙よりも遠心に咬合するので，下顎犬歯の遠心移動が必要となる(図4-5-3c)．

　Class Ⅲの場合，上顎前方部に劣成長があり，前歯部叢生を呈していることが多い．したがって，上顎犬歯の近心移動によるClass Ⅰ関係への是正が難しい．

121

Chapter4　診断と治療計画

3　大臼歯関係の分類

　　上下顎の第一大臼歯の近遠心的関係をAngle分類[3]と同じく評価する．上顎第一大臼歯近心頬側咬頭は，下顎第一大臼歯の近心頬側咬頭と遠心頬側咬頭との間の溝と咬合する．上下顎の第一大臼歯の近遠心的関係は，下顎第二小臼歯と下顎第一大臼歯との間の鼓形空隙に対する上顎第二小臼歯の頬側咬頭の位置を評価することによってより正確に決定される（⇒図4-6-4参照）．

　　Class Ⅰの場合，骨格型がClass Ⅰで叢生歯列であることが多い（図4-5-7a）．小臼歯の抜去による空隙は叢生の解消に使われ，残った空隙を大臼歯の近心移動によって消費する．

　　Class Ⅱ（図4-5-7b）では，Class Ⅰ大臼歯関係を治療目標とすると，上顎第一大臼歯の近心移動を避け，下顎第一大臼歯を近心移動することとなる．

　　Class Ⅲ（図4-5-7c）では，上顎第一大臼歯の近心移動が必要となる．下顎第一大臼歯は，近心移動ができないことがわかる（表4-5-3）．

大臼歯関係の分類

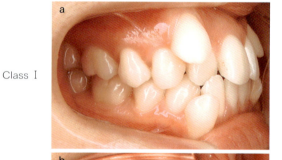

Class Ⅰ

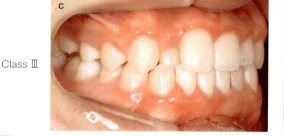

Class Ⅱ

Class Ⅲ

図4-5-7

表4-5-3　大臼歯関係の分類と定義

分類	定　義
Class Ⅰ	第一大臼歯の咬合が正しく上下顎歯列弓が正しい位置関係を示すもの．上顎第一大臼歯近心頬側咬頭は，下顎第一大臼歯の近心頬側咬頭と遠心頬側咬頭との間の溝と咬合する
Class Ⅱ	正常咬合より下顎歯が遠心に咬合するもの
Class Ⅲ	正常咬合より下顎歯が近心に咬合するもの

Conclusion

矯正歯科における治療目標は，上下顎歯列が望ましい咬合関係となるように設定される．上下顎歯列の切歯と犬歯，第一大臼歯の近遠心的位置関係は，歯列内での個々の歯の移動を計画するために重要な指標となる．

参考文献

1) Cobourne M, DiBiase A: Occlusion and malocclusion, Handbook of Orthodontics, 1-33, 2nd edition, Elsevier, 2016.
2) Mitchell L: The etiology and classification of malocclusion, An Introduction to Orthodontics, 4th edition, Oxford University Press, UK, 9-16, 2013.
3) Angle EH: Classification of malocclusion. Dental Cosmos 41: 248-264, 1899.

コラム　犬歯関係の評価と治療計画のオプション

　犬歯は，抜歯症例で遠心移動する必要があるため治療計画でキーになる歯である．側方歯のレベリング・アライニングの最終に.019×.025 SSワイヤーが装着され，犬歯ブラケットの水平化を達成して第一小臼歯を抜去する．このとき，犬歯の前後的関係を確認する．上下の犬歯関係がClass Ⅰを示している場合には，上下第一小臼歯を同時に抜去してかまわないが，犬歯関係がClass Ⅱを示す場合には，上顎第一小臼歯の抜去を優先させるべきである．もし上下顎の第一小臼歯が同時に抜去されると，Class Ⅱの犬歯関係をClass Ⅰに変化させることが難しい．

　上下犬歯に咬合干渉があると，下顎犬歯が遠心に傾斜し上顎犬歯の遠心移動を障害するために，上顎臼歯の近心移動を助長させる．犬歯関係がClass Ⅱでオーバーバイトが深いと上下犬歯の咬耗が生じたり，上顎犬歯の尖頭が下顎犬歯ブラケットに接触して下顎犬歯ブラケットの脱落や上顎犬歯尖頭が摩耗したりする．上顎犬歯尖頭の摩耗は回避したい問題で下顎犬歯ブラケットを一時的に外すことが望ましい．

　犬歯関係がClass Ⅱの場合は，Class Ⅰ関係をスムースに達成するために一時的に上顎のアーチワイヤーを通常のOrthoForm ⅢからOrthoForm Ⅱのスクエア形状に変更するのがよいかもしれない．上顎犬歯ブラケットは，トルク0°または－7°のどちらかが使用されるが，犬歯トルクを＋7°として作用させ，犬歯歯根を口蓋側方向に向けるのがよいと考えられる．下顎犬歯ブラケットとの接触によって，上顎犬歯尖頭が摩耗するのを回避するための有効な戦術になる可能性がある．

　犬歯関係がClass Ⅲの場合は下顎小臼歯の抜去を優先させたほうがよい．上顎小臼歯を抜去すると上顎前歯部の骨改造による切歯の舌側傾斜が生じ，前歯部の被蓋関係の改善を難しくする．下顎臼歯の近心移動は注意が必要であり，犬歯のClass Ⅰ関係を達成してから上顎小臼歯を抜去する．

4-6 Dental VTO

Introduction

プリアジャステッドアプライアンスによる治療変化は，歯の移動と歯槽骨の改造によって起きる．矯正歯科治療のゴールの一つは，歯列内のディスクレパンシーを解消し，調和のとれた咬合を得ることにある．具体的には，歯列内に叢生あるいは空隙がなく，切歯，犬歯，大臼歯がそれぞれClass I関係で1歯対2歯の咬合関係を達成し，上下の正中線の一致を得る．

プリアジャステッドアプライアンスは，アーチワイヤーの平面上でそれぞれの歯が移動する．Dental VTO[1-3]は，上下顎の第一大臼歯および犬歯，正中線の移動計画を二次元的に表し，上下歯の咬合状態を診察したときに適切な処置を直感的に判断するための補助的ツールである．

1 Dental VTO とは

Dental VTO[1-5]（図4-6-1）は，McLaughlinらが考案したもので，1994年に著者らが受講したSan Diego Clinical Seminarのシラバスに「AN ANALYSIS OF ORTHODONTIC TOOTH MOVEMENT」[1]として原案が紹介されていた．McLaughlinは，数年間臨床でDental VTOを使用し高い実用性を認め，臨床に欠かせない診断ツールになる[1]としている．

Dental VTOは，スタイナー分析と同様に上下歯列の関係を大臼歯，犬歯，中切歯の正中を指標としている．第一大臼歯および犬歯，正中線の是正について，歯の移動方向と移動量を左右側の咬合平面上で視覚的に明示する．

矯正歯科治療では，セファロ分析による上下顎骨の前後的，垂直的関係や上下顎切歯の傾斜度についての情報を重視する．しかしながら，上下顎左右側の個々の歯をどのように移動させるかについては分析できない．

Dental VTOは，矯正歯科診断の補助的ツールとして，左右側の第一大臼歯および犬歯，正中線について，統合的に検討を可能とする簡便な方法である．左右の咬合平面上で俯瞰的に示された移動方向と移動量は，臨床で患者の咬合状態を診察したときにストレートワイヤー法でのスライディングメカニクスと対応させて必要な処置を考えやすくする．

分析は，3つのChartから構成されている．Chart 1では，治療前の正中線と上下顎第一大臼歯の相対的関係を記録する（図4-6-2）．Chart 2では，下顎歯列弓のディスクレパンシー量を測定する（図4-6-3）．前歯部（3×3）および歯列弓全体（7×7）の要因について検討し見積られる数値を記録する．

4-6 Dental VTO

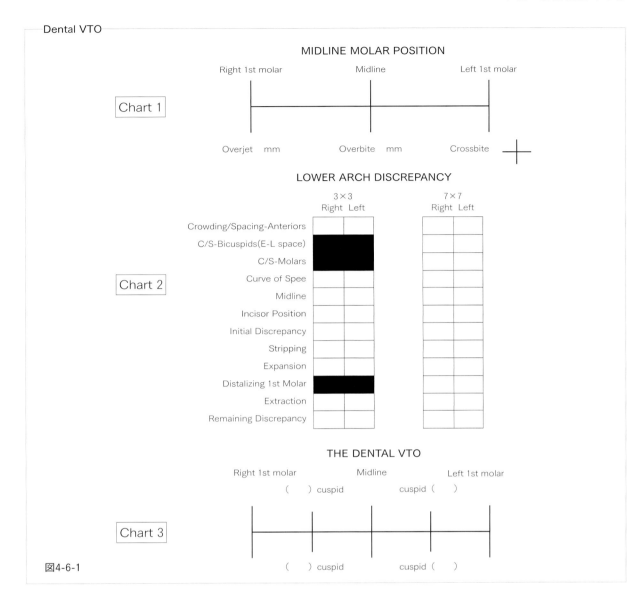

図4-6-1

　記録されるディスクレパンシー量は，スタイナー分析と同様4つの要因からなっている[3]．

　①叢生の解消に必要な空隙量（左右側に分け犬歯から正中線まで，大臼歯から正中線まで），②下顎切歯切縁の前進あるいは後退の修正に必要な空隙量，③Speeカーブの是正に必要な空隙量，④正中線の是正に必要な空隙量．

　さらに必要に応じて追加的検討がなされる．①隣接面の削合，②下顎第一大臼歯の整直もしくは遠心移動による空隙の追加，③下顎犬歯および後方歯の頬側への整直による空隙の追加，④leeway spaceもしくはE spaceによる空隙の追加．

　Chart 3では，上下顎の第一大臼歯および犬歯，正中線の是正について望ましい歯の移動を見積る．Dental VTOでは，成長による変化に影響されないことを前提としている[2]．

Chapter4　診断と治療計画

Chart 1：治療前の正中線と大臼歯関係の記録

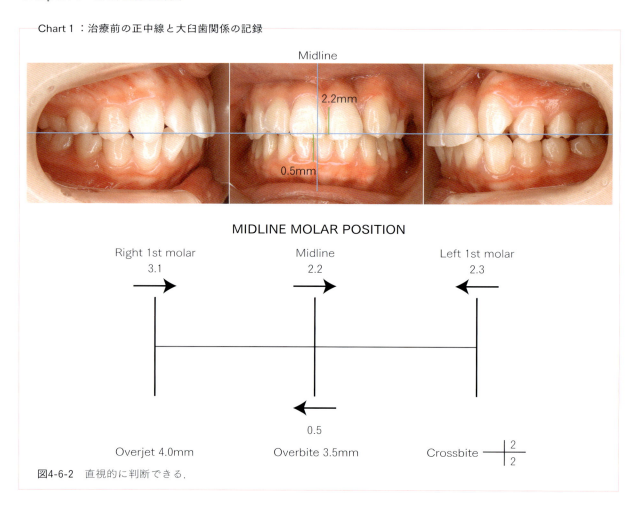

図4-6-2　直視的に判断できる.

Chart 2：下顎歯列弓のディスクレパンシーの検討と記録

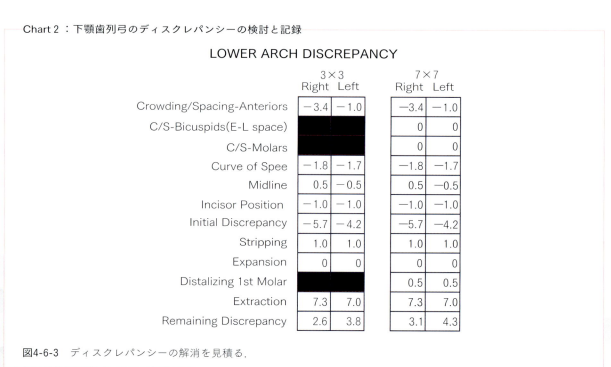

図4-6-3　ディスクレパンシーの解消を見積る.

4-6 Dental VTO

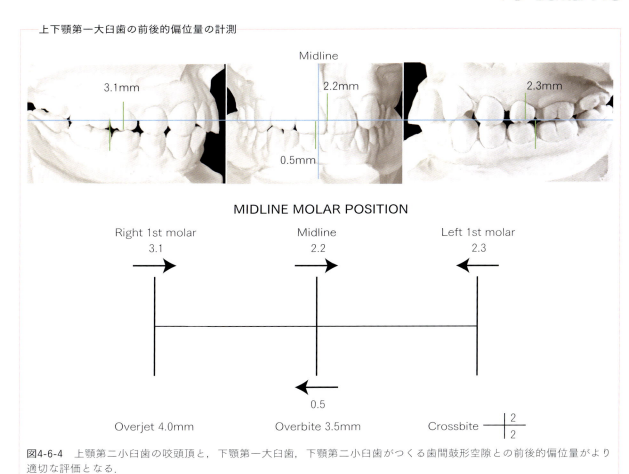

図4-6-4 上顎第二小臼歯の咬頭頂と，下顎第一大臼歯，下顎第二小臼歯がつくる歯間鼓形空隙との前後的偏位量がより適切な評価となる．

〈治療ゴールの設定〉

治療ゴールの設定にあたって，大臼歯，犬歯，中切歯のClass I 関係を達成すること，1歯対2歯の咬合関係を達成することが前提となっている．

Dental VTO の計画に際しては，歯の移動のアルゴリズムを意識して思考される．下顎切歯の位置を決定し下顎歯列の第一大臼歯，犬歯の移動を計画した後に，上顎歯列の移動を見積る．

前歯部に叢生がある場合，最初に下顎前歯部の叢生を解消するために犬歯を遠心に移動する必要がある．下顎前歯のディスクレパンシーを解消しSpee カーブの平坦化，正中線の是正，下顎切歯の位置の是正に必要な Initial Discrepancy を積算して，左右側それぞれの犬歯の移動量を決定する．残りの空隙は下顎第一大臼歯の近心移動に消費されることになる．こうした下顎第一大臼歯の移動に合わせて上顎第一大臼歯の移動量が決まる．上顎の犬歯の遠心移動量は，上顎大臼歯の近心移動で残った量になる．

2 Dental VTO の手順

Chart 1：Midline Molar Position

治療前の正中線，および上下顎第一大臼歯の前後的位置関係を記録する（図4-6-2）．下顎が中心位にあるときの咬合関係でなければならない．上下顎歯列それぞれの正中線が，望ましい正中から偏位している量と方向を矢印で示す．上下顎の正中線が一致していれば，0である．上下顎歯列それぞれについて記載する．

上下顎の第一大臼歯の前後的位置関係について記載する．大臼歯関係は，下顎第二小臼歯と下顎第一大臼歯との間の鼓形空隙に対する上顎第二小臼歯の頰側咬頭の位置を評価することでもっともよく決定される[1]（図4-6-4）．この例は，ClassⅡ大臼歯関係で，上顎右側の第一大臼歯が近心に3.1mm，上顎左側第一大臼歯が2.3mm 近心と評価した．上顎歯列の正中は，左側に2.2mm 偏位し下顎正中が右側に0.5mm 偏位していた．なお，McLaughlin は臨床的観点から 2～3 mm 以下の小さな正中線偏位については，エラスティックスで是正できるので，記録する必要がないとしている[3]．

上下顎大臼歯関係が Class Ⅰ の場合は，矢印はなく，0 mm と記載する．ClassⅡ関係で上顎第一大臼歯が近心に位置している場合，上顎の大臼歯に近心向きの矢印とともに，Class Ⅰ の位置からの偏位量を記載する．下顎第一大臼歯が遠心に位置している場合，下顎大臼歯に遠心方向の矢印と偏位量を記載する．Class Ⅲ 関係で上顎大臼歯が遠心にある場合には，上顎大臼歯が Class Ⅰ の位置から遠心に偏位している量を記載する．下顎第一大臼歯が近心に位置している場合は下顎第一大臼歯に近心方向の矢印とともに Class Ⅰ からの偏位量を記載する．

Chart 2：Lower Arch Discrepancy 下顎歯列弓におけるディスクレパンシー量の計測

下顎歯列弓の左右側の犬歯から正中線まで（3×3）までと第二大臼歯から正中線（7×7）までのそれぞれのディスクレパンシー量がマイナスの値として記録される（図4-6-3）．

下顎歯列弓の叢生が前歯部に限定される場合，下顎歯列弓の左右側の犬歯から正中線まで（3×3）までと第二大臼歯から正中線（7×7）までの叢生量は同じなのでそれぞれの列に同じマイナスの数値で表す．小臼歯部にも叢生がある場合，これらの領域の叢生量は異なるので，左右の列にどちらもマイナスの数値を記録する．下顎歯列弓に空隙がある場合は，プラスの数値で表す．

Crowding/Spacing-Anteriors：左右側それぞれの犬歯から正中までの叢生あるいは空隙のディスクレパンシー量を記載する（図4-6-5）．

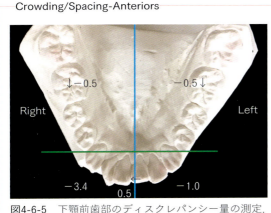

図4-6-5 下顎前歯部のディスクレパンシー量の測定.

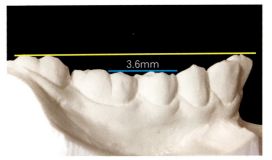

図4-6-6 Spee カーブの深さの測定とディスクレパンシー量の見積り.
この例では，下顎中切歯の切縁と下顎第二大臼歯の遠心咬頭を結ぶ線から最深点まで3.6mm の深さがあった．Spee カーブの深さの1／2がディスクレパンシー量として見積られる．この場合，右側のSpee カーブの是正に必要な空隙量は1.8mm と見積られる．

C/S-Bicuspids(E-L space)：小臼歯部の叢生／空隙(E space, leeway space)の量を7×7の欄に記載する．Moorreesによれば，leeway space は下顎歯列弓で片側1.5mm，上顎歯列弓で0.9mm と見積られる．第二乳臼歯と永久第二小臼歯の歯冠近遠心幅径の差である E space は下顎で平均2.5mm，上顎では平均2.3mm とされる[3]．

C/S-Molars：大臼歯部での叢生／空隙の量を7×7の欄に記載する．

Curve of Spee：Spee カーブを平坦にするために必要な空隙量で，Spee カーブの深さの半分の量が記載される[1]．スタイナーは2mm の Spee カーブの是正は切歯を1mm 前進させるとした[3]．下顎第二大臼歯から中切歯切端を結ぶ平面から，歯列弓の最深点までの距離の1／2を記載する．下顎歯列弓について，右側と左側に分けて記録する．Spee カーブの深さが3.6mm の場合，平坦化に必要な空隙量は1.8mm と見積られる（図4-6-6）．

Midline：正中線の是正に必要な量が見積もられる．正中線が修正された後にスペースが得られる側にプラスの数値を記録する．スペースが必要な側には，マイナスの数値を記載する．この例では，下顎切歯の正中は右側に0.5mm 偏位していたので，治療で正中が左側に移動されるので右側で0.5mm の空隙が増加する．一方，左側では0.5mm 空隙が消費されるので，－0.5mm と記載する．

Incisor Position：下顎切歯の突出度の減少はマイナスの値として記録し，増加はプラスの値として記録する[2]．下顎切歯切端の位置を唇側か舌側にどのぐらいの量を移動させるかは，臨床的判断による．セファロ分析で，望ましい変化量を片側ごとに同じ量を記録する．McLaughlin は，lower incisor to A-Po line（図4-6-7）やlower incisor to mandibular plane（図4-6-8）を挙げている．

Chapter4　診断と治療計画

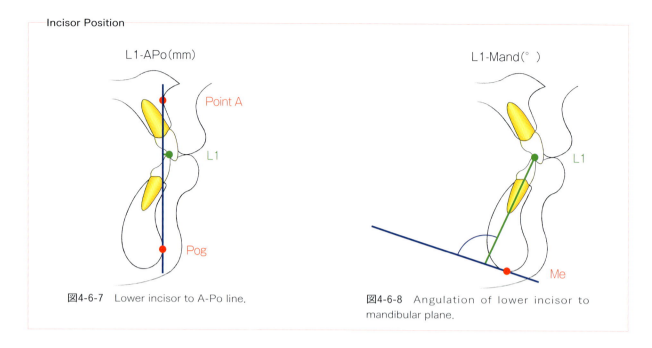

図4-6-7　Lower incisor to A-Po line.

図4-6-8　Angulation of lower incisor to mandibular plane.

Initial Discrepancy：下顎前歯部のディスクレパンシーを解消し，下顎歯列弓のSpeeカーブの平坦化を行い，正中線を是正し，下顎切歯を望ましい位置に移動させたときの必要な空隙量を示す（図4-6-3）．この例では，Initial Discrepancyが右側－5.7mm，左側－4.2mmとなり空隙不足を示している．

Stripping：歯冠隣接面の削合による空隙量の増加．歯冠近遠心隣接側の削合は，片側最大0.25mmとされている．したがって1歯あたり最大0.5mmで前歯3本の削合量は最大1.5mmである．この例では，Initial Discrepancyを解消するためにStrippingを右側で1.0mm，左側で1.0mm予定している．

Expansion：側方拡大による空隙量の増加．

Distalizing 1st Molar：下顎第一大臼歯の整直や遠心移動による空隙量の増加．この例では左右側の第一大臼歯が0.5mm近心傾斜していると判断し，遠心へ0.5mm整直させると計画した（図4-6-3, 5）．

Extraction：抜歯による空隙量の増加．この例では，下顎第一小臼歯の抜去を計画した．右側第一小臼歯の歯冠近遠心幅径は7.3mm，左側第一小臼歯7.0mmでそれぞれ同等の抜歯空隙が得られる．Initial Discrepancy量がStrippingやExpansion（側方拡大）によって解消できる場合には，抜歯は不要になる．抜歯が必要な場合には，当該歯の歯冠近遠心幅径を左右側それぞれ記入し，残るディスクレパンシー量を記載する．

Remaining Discrepancy：空隙あるいは叢生のすべての数値を，犬歯から犬歯まで，および大臼歯から大臼歯まで積算する．これらの数値は，次のChart 3で下顎第一大臼歯の近心移動量になる．

4-6　Dental VTO

Chart 3：Dental VTO

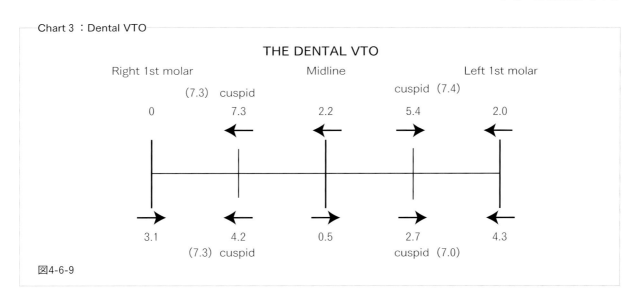

図4-6-9

Chart 3：Dental VTO 望ましい歯の移動予測を明示する

　第1のステップは，望ましい下顎犬歯の移動を見積る．この例では，下顎右側第一大臼歯は3.1mm近心移動し抜歯空隙を消費するので，残った4.2mmが下顎右側犬歯の遠心移動量となる（図4-6-9）．下顎左側第一大臼歯は，4.3mm近心に移動するので下顎左側第一小臼歯を抜去して得られる7.0mmから4.3mmを引いた2.7mmが下顎左側犬歯の遠心移動量となる．

　次に上顎第一大臼歯の移動量を見積る．上顎右側第一大臼歯は，Chart 1で3.1mm近心にあるので，下顎右側第一大臼歯が3.1mm近心移動して，Class I 関係を達成することになる．したがって，上顎右側第一大臼歯の近心移動は0mmとしなければならない．そうして上顎右側犬歯は，第一小臼歯の抜歯空隙7.3mmを遠心移動することになる．上顎左側第一大臼歯は，2.3mm近心にあった．下顎左側の第一大臼歯が4.3mm近心移動するので，上顎第一大臼歯は2.0mm近心移動することになる．その結果，上顎左側第一大臼歯の抜歯空隙7.4mmから2.0mm消費した5.4mmが上顎左側犬歯の遠心移動量となる．

　Dental VTO では，基本的に成長発育による変化が起きないことを前提としているが，成長発育中の患者の Class II 大臼歯関係の是正には，

1．下顎第一大臼歯の近心移動
2．上顎第一大臼歯の遠心移動
3．上顎の前方成長の抑制または上顎の後方移動
4．下顎の前方回転

の4つの方法を考慮することができる．これは下顎の成長による前方回転，あるいは上顎の垂直成長の抑制によって起きる[2]．また，顎矯正手術の場合の Surgical Othodontic VTO が用意されている[4]．

Chapter4　診断と治療計画

3　症例

【初診時10歳4か月の女児】

　Class Ⅰ骨格パターンを示した（図4-6-10, 11）．下顎前後的位置は，SNBが79.0°と標準的であった（表4-6-1）．上下の正中線は一致していた．上下顎中切歯の傾斜度は標準的であった．パノラマエックス線で下顎左右側臼歯の近心傾斜，および上下顎左右第三大臼歯の歯胚を認めた（図4-6-12a）．

　大臼歯関係は，右側が1.8mm Class Ⅱ，左側で2.4mm Class Ⅱであった．犬歯関係は左右側ともClass Ⅱ，Class Ⅰの切歯関係であった（図4-6-13a, 14）．

〈Dental VTO〉

　下顎前歯の叢生量は，右側で－3.0mm，左側で－4.0mmを示した（図4-6-13a, 14）．Speeカーブの是正には，左右側とも2mmの空隙が必要であった．下顎切歯は，軽度な舌側傾斜を示していたので，Incisor positionでは下顎中切歯切縁が1mm唇側に移動するように計画した．その結果，Initial discrepancyは，右側－4mm，左側－5mmとなった（図4-6-15）．Strippingおよびexpansionをせず，上下顎左右側第一小臼歯を抜去することとした．下顎左側第一小臼歯の歯冠近遠心幅径は，右側が8.4mm，左側8.1mmであった．Remaining discrepancyは，右側4.4mm，左側3.1mmとなり，それぞれ下顎第一大臼歯の近心移動量となる．

　上顎第一小臼歯を抜去すると右側で7.4mm，左側で7.6mmの抜歯空隙が得られる．Chart 1で，右側第一大臼歯はClass Ⅱ関係で，上顎第一大臼歯が下顎第一大臼歯よりも1.8mm近心に位置していた．下顎第一大臼歯を4.4mm近心移動させるので，上顎第一大臼歯は2.6mm近心移動させClass Ⅰ関係を達成する．

　上顎左側第一大臼歯は，下顎第一大臼歯より2mm近心に位置し，下顎左側第一大臼歯が3.1mm近心移動するので，Class Ⅰ大臼歯関係を達成するために上顎第一大臼歯は1.1mm近心移動することになる（図4-6-16）．

　上顎左右側の第一小臼歯の抜去は，それぞれ7.4mm，7.6mmの空隙を提供するので，右側では第一大臼歯の近心移動量で消費して残った4.8mmが右側犬歯の遠心移動量となる．左側では，同様に上顎犬歯が6.5mm遠心移動されなければならない．

　したがって，本症例では上下顎とも抜歯空隙の50％以上犬歯を遠心移動する必要のあることがわかる．とくに上顎の左右側第一大臼歯の近心移動に注意しなければならない．

4-6 Dental VTO

症例（所見）

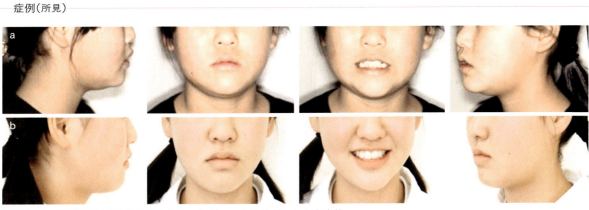

図4-6-10　顔貌所見（初診時10歳4か月，女児）．a：治療前．b：治療後．

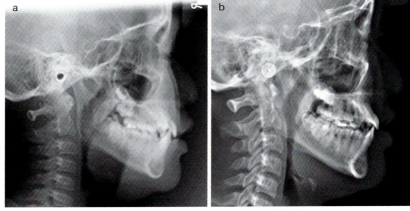

図4-6-11　頭部エックス線規格写真．a：治療前．b：治療後．

表4-6-1　セファロ分析

	標準値	治療前	治療後	差
SNA(°)	82	81	82	1
SNB(°)	80	79	79	0
ANB(°)	2	2	3	1
A -N/FH(mm)	0	2	0	−2
Po-N/FH (mm)	−4	−4.5	−3	1.5
Wits(mm)	−1	−3.5	−4	−0.5
GoGn-SN(°)	32	33	33.5	0.5
FM(°)	26	26	28	2
MM(°)	28	23.5	25	1.5
U1-APo(mm)	6	6	6	0
L1-APo(mm)	2	2	2	0
U1 to Max plane(°)	110	119.5	122.5	3
L1 to Mand plane(°)	95	88	86	−2

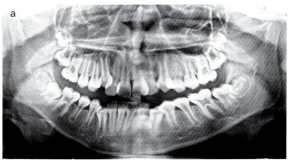

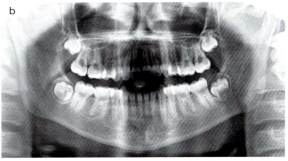

図4-6-12　パノラマエックス線写真．a：治療前．b：治療後．

133

Chapter4　診断と治療計画

症例（治療経過）

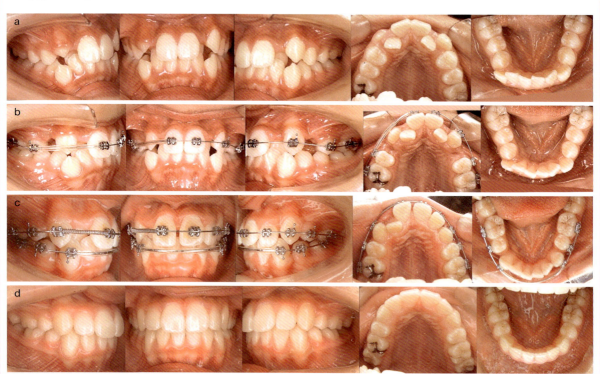

図4-6-13　a：初診時．b：上顎は .016 HANT ワイヤー装着．c：上顎は .021× .025 SS Hybrid ワイヤーで側切歯の空隙確保，下顎は .02× .025 HANT Hybrid ワイヤー装着．d：保定移行時．上顎にラップアラウンドリテーナー，下顎にホーレータイプリテーナーを装着した（解説は p.136参照）．

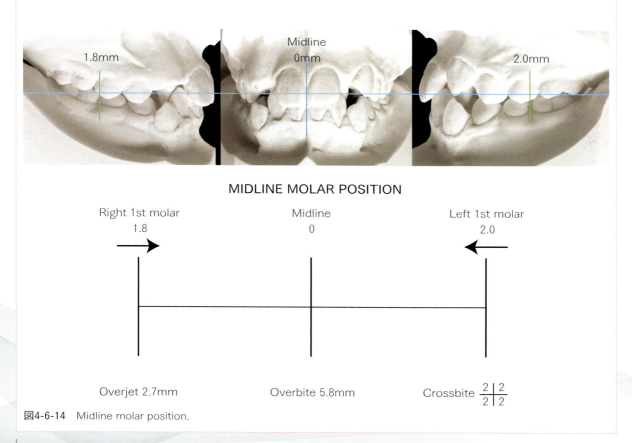

図4-6-14　Midline molar position.

4-6 Dental VTO

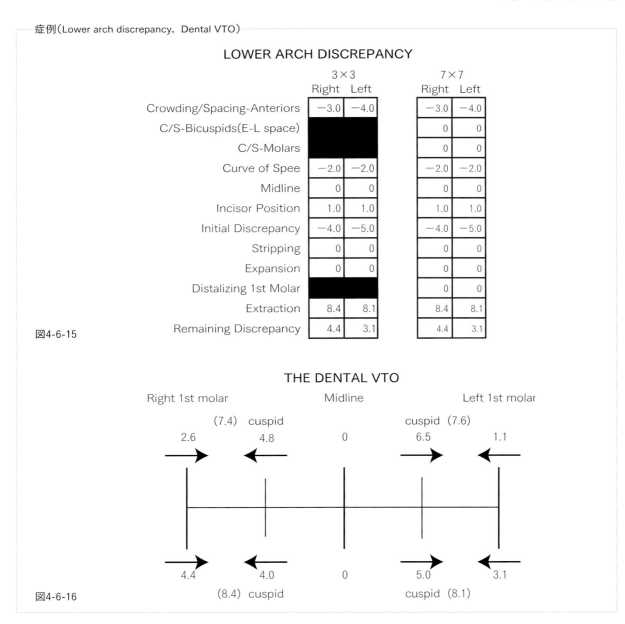

図4-6-15

図4-6-16

〈治療方針〉

　上顎左右側犬歯の唇側転位は比較的軽度で，右側犬歯が萌出中にあった．Class Ⅱ犬歯関係にあるので，上顎第一大臼歯の抜去を優先し下顎第一小臼歯の抜去は犬歯 Class Ⅰ関係を達成してから施行することとした．

　下顎犬歯は左右側とも，唇側および遠心に傾斜していることから，犬歯関係が Class Ⅰ関係を達成後に下顎第一小臼歯を抜去することとした．

　上顎歯列では，舌側転位している側切歯を歯列内に誘導するための空隙を確保するために上下顎犬歯の遠心移動が大きいので，できるだけ犬歯の自然な移動を期待し，弱い矯正力を適用することとした．舌側転位している上顎側切歯の誘導では，経過をみて−10°トルクを適用することとした．

〈治療経過および治療結果〉

上顎側切歯が口蓋側に著しく転位していたので，上顎左右側の第一小臼歯を抜去し，上顎犬歯の自然な萌出を期待した．およそ5週間後，上顎左右側側切歯および右側犬歯を除いて，上顎歯にMBTブラケットをインダイレクトボンディングし，.016 HANTワイヤーを装着した（図4-6-13b）．

その2か月後，自然萌出した上顎右側犬歯にブラケティングした．イニシャルワイヤーの.016 HANTワイヤーをさらに3か月間使用した後，上顎歯列には.021×.025 SE Hybridワイヤーを装着した．装着した1か月後，アクティブタイバックの弱い力で上顎犬歯の遠心移動を開始した．上顎の.021×.025 SE Hybridワイヤーは，9か月間装着され，上顎左側側切歯にインダイレクトボンディングして.016 HANTワイヤーを1か月間使用し側切歯を歯列内に誘導した．つづいて.021×.025 SE Hybridワイヤーに1か月間戻し，上顎左側側切歯を良好に誘導できたので，上顎右側側切歯を誘導するためのオープンコイルスプリングを付加した.021×.025 SS Hybridワイヤーに変え2か月間装着した．上顎右側側切歯の誘導するための空隙が得られたので，上顎右側側切歯にダイレクトボンディングし，.016 HANTワイヤーを装着し，8か月間装着した．およそ6か月後に上顎右側側切歯の被蓋が改善した．

その2か月後に上顎に.021×.025 SE Hybridワイヤーに変え，9か月間使用し保定に移行した．

下顎左右側第一小臼歯は，上下顎犬歯がClass I関係に近づいて抜去された．上顎小臼歯を抜去してから5か月後だった．下顎小臼歯を抜去してから3か月後に下顎側方歯にブラケティングし，.016 HANTワイヤーでレベリング・アライニングを開始した．その3か月後，下顎歯列に.019×.025 HANTワイヤーを装着した．それから2か月，下顎歯列にイニシャルワイヤーを装着して5か月後，.021×.025 SS Hybridワイヤーを装着し7か月間使用した（図4-6-13c）．つづいて下顎切歯にインダイレクトボンディングし，.021×.025 SE Hybridワイヤーを16か月間使用した（表4-6-2）．

良好な顔貌形態（図4-6-10b, 11b）および緊密な咬合（図4-6-13d）が得られたので保定に移行した．動的治療期間は，2年10か月だった．

治療前後のセファロ分析から，下顎の前方成長が認められ，上下顎中切歯はA-Po planeに対する切縁の前後的位置を維持しながら，上顎中切歯の唇側傾斜および下顎中切歯の舌側傾斜を示した．上顎中切歯の3°の唇側傾斜の増加は，上顎右側側切歯を歯列内に誘導するためのオープンコイルスプリングの影響と思われる．治療前の下顎中切歯の傾斜度は，わずかな舌側傾斜を示していたので，Incisor positionで下顎中切歯の切縁が1mm前進するように計画した．しかし治療後のL1-Mandが86°と治療前より2°減少した．これは下顎切歯ブラケットの－6°トルクが作用したものと思われる．

4-6 Dental VTO

表4-6-2　イベント／ワイヤーシークエンス

上顎歯列			下顎歯列		
イベント	ワイヤー	使用期間(m)/動的治療期間(M)	イベント	ワイヤー	使用期間(m)/動的治療期間(M)
4|4 抜歯		／－1M	4|4 抜歯		／－3M
中切歯，側方歯ダイレクトボンディング	.016 HANT	3m	側方歯インダイレクトボンディング	.016 HANT	3m
3| ダイレクトボンディング		／2M		.019×.025 HANT	2m／3M
	.021×.025 SE Hybrid	9m		.021×.025 SS	7m／5M
|2 ダイレクトボンディング	.016 HANT	1m／12M	切歯インダイレクトボンディング	.021×.025 SE Hybrid	16m／12M
|2 被蓋改善	.021×.025 SE Hybrid	1m	ディボンディング		／28M
2| オープンコイルスプリング	.021×.025 SS	2m			
2| ダイレクトボンディング	.016 HANT	8m／16M			
2| 被蓋改善		／22M			
	.021×.025 SE Hybrid	9m／24M			
ディボンディング		／31M			

Conclusion

Dental VTO は，第一大臼歯，犬歯および正中線の是正についての歯の移動方向と移動量を視覚的に表示し，最適な歯の移動と固定について検討するためのツールである．最終的に得られた歯の移動の予測図は，航海図のように口腔内を直視したときの臨床的判断と直感的に照合することができ有用性が高い．

参考文献
1) McLaughlin RP: San Diego Clinical Seminar Japanese Orthodontist. San Diego, February 28 - March 4 1994.
2) McLaughlin RP, Trevisi H: MBT global users group meeting. San Diego, May 1999.
3) McLaughlin RP, Bennett JC: The Dental VTO: An Analysis of Orthodontic Tooth Movement. JCO 1999 July.
4) McLaughlin RP: Surgical Orthodontic Treatment and Mechanics Overview. Tokyo, February 2018.
5) 歯の移動を予測する Dental VTO の臨床的有用性. Orthodontic Waves 62: 377-382, 2003.

4-7 ボルトン分析

Introduction 細部調整とフィニシングの治療段階で前歯の排列に問題が生じる場合がある．上下顎前歯の排列は歯の大きさとトルク，ティップの要因が影響して決定される．ボルトンのトゥースサイズレシオ分析は，上下の前歯部および上下歯列間の歯の大きさが調和する対応関係を知るために用いられる．上顎と下顎で歯群の大きいほうを確定した後に，上下歯群が調和する対応表で示された歯冠近遠心幅径の理想値と実際の計測値との差を求め，歯冠近遠心幅径の大きい歯群を小さい歯群の大きさに適合させるための余剰な過大量を知る．トゥースサイズレシオでは切歯のティップやトルクが反映されないので注意する．

1　歯の大きさの不調和による問題

歯の形態異常や上下顎歯の大きさの不調和による問題は，審美的に望ましい上下歯列の排列を難しくさせる[1]．上顎前歯部の排列の問題は中切歯，側切歯の過大や矮小，切歯の大きさの左右差，先天性欠如などが原因して生じる（図4-7-1）．上顎中切歯の近心隅角が発達して三角の形状を強めた歯冠形態であることが少なくない．三角形状の切歯歯冠を排列すると，切歯の歯間に三角形の隙間ができるいわゆるブラックトライアングルが生じ治療後に審美的問題を残すことになる．治療前に歯冠形態を注意深く観察したいが，叢生のために歯冠が重なっていることが多く，治療前に判断することが難しい．歯の大きさの不調和による問題はレベリング・アライニングが進んで出現する．前歯の排列は歯の大きさだけではなくトルクやティップの影響を受ける[1]ので，歯の削合による形態修整は，著しい形態異常の歯を除いて歯の位置が確定される治療の最終段階でストリッピング[2]するのが確実である．

ボルトン分析[3]は，上下顎の歯冠近遠心幅径の不調和を評価する方法の一つで，治療前に歯の大きさの問題を知るときや，治療の終了段階で前歯の排列に問題が生じたときに望ましい削合量を予測するために用いられる．トゥースサイズレシオによって歯の歯冠近遠心幅径が上下顎で調和するかを検討することができる．

よく見られる上顎側切歯の矮小は，下顎切歯と歯の大きさの不調和を示すことになる．McLaughlin[1]は，解決策として3つの方法を挙げている．①下顎切歯をストリッピングし，それに合うように上顎切歯のパラタルルートトルクを調整する．②軽度なClass II 臼歯部関係で終了する．妥協的解決ではあるが，上顎側切歯の修復を回避する．③側切歯の大きさの問題が大きい場合，側切歯の歯冠近遠心幅径を適切に回復するための空隙量を確保し補綴的に修復する．

4-7 ボルトン分析

上顎切歯の形態異常

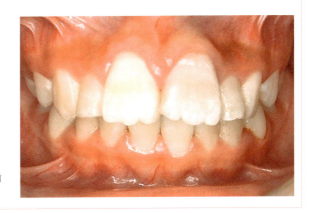

図4-7-1 初診時11歳2か月の女子．巨大歯および栓状歯を呈している．

2 　上下顎の歯冠近遠心幅径の不調和を知る

ボルトン分析[3]は，次のように求められる．

- **オーバーオールレシオ**＝（下顎12歯の歯冠近遠心幅径の総和（mm）／上顎12歯の歯冠近遠心幅径の総和（mm））×100＝平均91.3±1.91%
- **アンテリアレシオ**＝（下顎6前歯の歯冠近遠心幅径の総和（mm）／上顎6前歯の歯冠近遠心幅径の総和（mm））×100＝平均77.2±1.65%

ボルトン分析のオーバーオールレシオとアンテリアレシオ（表4-7-1）は，上顎歯群の大きさに対する下顎歯群の大きさをパーセントで表したものである．下顎歯群の大きさを上顎歯群の大きさで除し100をかけて得る．オーバーオールレシオは，中切歯から第一大臼歯までの下顎12歯の歯冠近遠心幅径の総和を求め，上顎12歯の歯冠近遠心幅径の総和で割り100をかけ求められる（図4-7-2）．アンテリアレシオでは，中切歯から犬歯までの6前歯の歯冠近遠心幅径の総和を使用する（図4-7-3）．

ボルトンによれば，オーバーオールレシオは平均91.3%で，オーバージェットやオーバーバイト，上下の歯列弓関係が理想的な関係となる．数値が91.3%を超える場合は，下顎の歯群が大きいことを示している．オーバーオールレシオが91.3%より小さい場合は，下顎歯群に比較して上顎歯群のほうが大きいことを示す．

アンテリアレシオの平均値は77.2%である．オーバーオールレシオと同様に，得られたアンテリアレシオが77.2%より大きい場合は，下顎6前歯歯冠近遠心幅径の総和が上顎に比較して大きいことを示している．

アンテリアレシオが77.2%より小さい場合は，上顎6前歯歯冠近遠心幅径の総和が下顎のそれに比較して大きいことになる．アンテリアレシオが77.2%より大きい場合，下顎歯群のほうが上顎歯群に比較して大きい．

3　上下顎のうち大きいほうの歯群を削合する

　表4-7-1には上下顎歯群間が理想的に調和する数値が示されている．上下顎で歯群の大きいほうを確定した後に，上下顎の歯群が調和する対応表で小さい歯群の数値に対応する大きい歯群の歯冠近遠心幅径総和の実際の計測値と合致する正しい値との差を求める（図4-7-2, 3）．この差は歯冠近遠心幅径の大きい歯群を小さい歯群の大きさに調和させるための余剰な過大量となる．

　歯冠近遠心幅径が大きいほうの歯群の歯冠近遠心幅径をストリッピングによって減少させる．たとえばアンテリアレシオが77.2％より小さい場合，上顎前歯群のほうが大きいので，下顎前歯群の歯冠近遠心幅径総和に対応する上顎前歯群の理想的な数値と上顎前歯群の総和との差を求める．この差が上顎歯群における歯冠近遠心幅径の余剰量となる．

　分析結果に基づいて歯冠近遠心面を適正量削合する．歯冠隣接面の削合は，ストリッピングやIPR（interproximal reduction）と称され，細いバーやディスクで実施される．エナメル質の削合量は，片側0.25mm以内[1]で1歯あたり0.5mmが最大削合量である．この削合量は，エナメル質の範囲内で削合した面を十分に研磨すれば問題がないとされる．削合した歯面はフッ化物で処理されることが望ましい．

4　ボルトン分析と前歯の制御

　歯列弓形状は，前歯部の形態で特徴づけられるので，簡易的には前歯部歯列弓長径と犬歯間幅径で表すことができる．臨床的経験知として下顎犬歯間幅径は治療前後で変化しないことが知られている．したがって，歯冠形態の変異や上下歯の大きさの不調和が前歯部の排列に影響することになる．

　Miyakeら[4]はMBT™システムで治療したClass I 不正咬合において治療前後で抜歯群，非抜歯群とも犬歯間幅径に変化が認められず，非抜歯群では歯列弓形状に変化がなかった一方，抜歯群で歯列弓形態の尖形化を認めている．これは非抜歯群と比較して抜歯群の歯冠近遠心幅径が大きく，抜歯群において犬歯間幅径と切歯トルクを維持しながら前歯部が排列されたときに，大きな歯冠近遠心幅径を補償するために尖形化した[4]と考察している．したがって前歯の排列には前歯部の歯冠近遠心幅径によるディスクレパンシーが大きく影響することが明らかである．上下顎前歯部に叢生がある場合には，叢生を解消するために犬歯を十分に遠心移動させる必要がある．もし犬歯の遠心移動が不十分な場合，トルク制御を無視しながら切歯の唇側傾斜で解決せざるを得ない．切歯の歯冠近遠心幅径が小さく空隙歯列になっている場合は，切歯は必要以上に遠心移動され舌側傾斜しやすい．

4-7 ボルトン分析

ボルトン分析

表4-7-1 ボルトン分析の上下顎歯群対応表

オーバーオールレシオ		アンテリアレシオ	
平均値 91.3±11.91（％）=0.26（標準誤差）		平均値 77.2±1.65（％）=0.22（標準誤差）	
範囲 87.5-94.8		範囲 74.5-80.4	
上顎12	下顎12	上顎6	下顎6
85	77.6	40	30.9
86	78.5	40.5	31.3
87	79.4	41	31.7
88	80.3	41.5	32
89	81.3	42	32.4
90	82.1	42.5	32.8
91	83.1	43	33.2
92	84	43.5	33.6
93	84.9	44	34
94	85.8	44.5	34.4
95	86.7	45	34.7
96	87.6	45.5	35.1
97	88.6	46	35.5
98	89.5	46.5	35.9
99	90.4	47	36.3
100	91.3	47.5	36.7
101	92.2	48	37.1
102	93.1	48.5	37.4
103	94	49	37.8
104	95	49.5	38.2
105	95.9	50	38.6
106	96.8	50.5	39
107	97.8	51	39.4
108	98.6	51.5	39.8
109	99.5	52	40.1
110	100.4	52.5	40.5
		53	40.9
		53.5	41.3
		54	41.7
		54.5	42.1
		55	42.5

オーバーオールレシオ

オーバーオールレシオ（％）＝
$$\frac{下顎12歯の歯冠近遠心幅径の総和（mm）}{上顎12歯の歯冠近遠心幅径の総和（mm）} \times 100$$

患者分析

オーバーオールレシオが91.3％より大きい場合
　下顎12歯の過大な量（mm）＝
　下顎12歯の実測値（mm）－上顎に整合する下顎12歯の値（mm）

オーバーオールレシオが91.3％より小さい場合
　上顎12歯の過大な量（mm）＝
　上顎12歯の実測値（mm）－下顎に整合する上顎12歯の値（mm）

図4-7-2　オーバーオールレシオ．

アンテリアレシオ

アンテリアレシオ（％）＝
$$\frac{下顎6前歯の歯冠近遠心幅径の総和（mm）}{上顎6前歯の歯冠近遠心幅径の総和（mm）} \times 100$$

患者分析

アンテリアレシオが77.2％より大きい場合
　下顎6前歯の過大な量（mm）＝
　下顎6前歯の実測値（mm）－上顎に整合する下顎6前歯の値（mm）

アンテリアレシオが77.2％より小さい場合
　上顎6前歯の過大な量（mm）＝
　上顎6前歯の実測値（mm）－下顎に整合する上顎6前歯の値（mm）

図4-7-3　アンテリアレシオ．

　犬歯のClass I関係が達成されていれば，上下顎前歯間の調和の問題として前歯部の排列を考えることができるので，アンテリアレシオはより重要な診断項目となる．前歯部の排列の問題は，ティップ，トルク，歯冠の大きさによって解決できる．歯の大きさの問題は，治療前に診断することが望まれる．

Chapter4　診断と治療計画

5　症例

【初診時15歳10か月の男児】

　上顎右側側切歯の口蓋側転位を主訴に来院した（図4-7-4, 5）．アンテリアレシオは，79.2％で下顎前歯群のほうが大きいことを示していた．上顎切歯群は48.6mmでこれに合う下顎切歯群の理想値は，およそ37.4mmである（表4-7-2）．実際の下顎前歯群の大きさは，38.5mmで理想値37.4mmとの差は1.1mmであることがわかった．

　オーバーオールレシオは，91.1％で平均91.3％より小さく上顎歯群が大きいことを示している．下顎歯群は89.6mmでそれに対応する上顎歯列の理想値は98.0mmである．実際の上顎歯列は98.4mmであるので，上顎歯列全体で0.4mm余剰がある．したがって，下顎前歯群で1.1mm程度のディスキングを考慮する可能性が示された．Dental VTOでは，下顎前歯部で左右側ともに1.0mmのストリッピングが必要であると予測された（図4-7-6）．オーバーオールレシオでは，上顎歯列と下顎歯列の歯冠近遠心幅径がほぼ調和していることが示された．この例では，左右側の第一大臼歯の関係がそれぞれ1.2mm，1.0mm，Class Ⅲ関係にあった（図4-7-7）．非抜歯治療が計画されるので，Class Ⅲ関係の是正のために上顎臼歯部の歯冠近遠心を削合し，上顎第一大臼歯を近心移動させなければならない．上顎右側大臼歯の1.0mmの近心移動は，臼歯のストリッピングと正中線の左側への1.0mmの移動で解消させるが，左側では2.2mmのストリッピングが必要であることがわかる．

症例（初診時の口腔内写真）

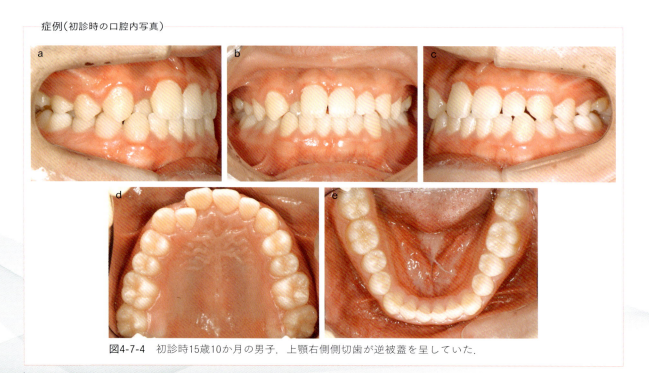

図4-7-4　初診時15歳10か月の男子．上顎右側側切歯が逆被蓋を呈していた．

4-7 ボルトン分析

症例（歯冠近遠心幅径とボルトン分析）

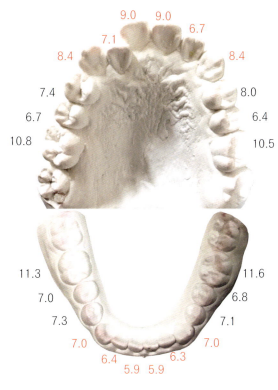

アンテリアレシオ $= \dfrac{38.5 \text{ mm}}{48.6 \text{ mm}} \times 100$
$= 79.2 \%$

オーバーオールレシオ $= \dfrac{89.6 \text{ mm}}{98.4 \text{ mm}} \times 100$
$= 91.1 \%$

図4-7-5 数値は歯冠近遠心幅径で，赤字が前歯の数値を示す．

表4-7-2 ボルトン分析の上下顎歯群対応表

オーバーオールレシオ		アンテリアレシオ	
平均値 91.3 ±11.91(%)=0.26 （標準誤差）		平均値 77.2 ±1.65(%)=0.22 （標準誤差）	
範囲 87.5-94.8		範囲 74.5-80.4	
上顎 12	下顎 12	上顎 6	下顎 6
85	77.6	40	30.9
86	78.5	40.5	31.3
87	79.4	41	31.7
88	80.3	41.5	32
89	81.3	42	32.4
90	82.1	42.5	32.8
91	83.1	43	33.2
92	84	43.5	33.6
93	84.9	44	34
94	85.8	44.5	34.4
95	86.7	45	34.7
96	87.6	45.5	35.1
97	88.6	46	35.5
98	89.5	46.5	35.9
99	90.4	47	36.3
100	91.3	47.5	36.7
101	92.2	48	37.1
102	93.1	48.5	37.4
103	94	49	37.8
104	95	49.5	38.2
105	95.9	50	38.6
106	96.8	50.5	39
107	97.8	51	39.4
108	98.6	51.5	39.8
109	99.5	52	40.1
110	100.4	52.5	40.5
		53	40.9
		53.5	41.3
		54	41.7
		54.5	42.1
		55	42.5

Conclusion

　ボルトン分析[3]は，上下顎の歯冠近遠心幅径の不調和を評価する方法の一つで，治療前に歯の大きさの問題を知るときや，治療の終了段階で前歯の排列に問題が生じたときに望ましい削合量を予測するために用いられる．トゥースサイズレシオによって歯の歯冠近遠心幅径が上下顎で調和するかを検討する．

Chapter4 診断と治療計画

症例（下顎歯列のディスクレパンシーとDental VTO）

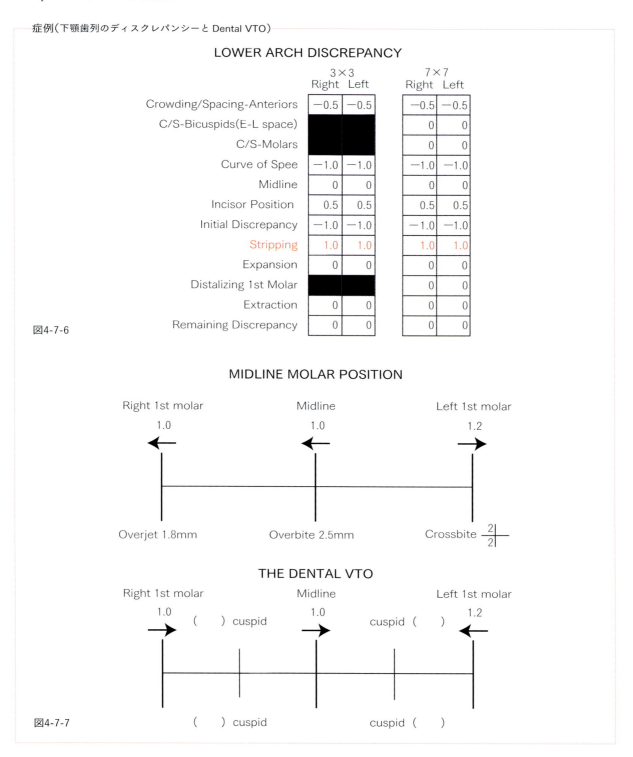

図4-7-6

図4-7-7

参考文献

1) McLaughlin RP, Trevisi H: MBT global users group meeting. San Diego, May 1999.
2) Littlewood SJ: Treatment planning, An introduction to orthodontic treatment, Mitchell L, Oxford University Press, Oxford, UK, 4th ed, 85-100, 2013.
3) Bolton WA: The clinical application of tooth-size analysis. Am J Orthod 48: 504-529, 1962.
4) Miyake H, Ryu T, Himuro T: Effects on the dental arch form using a preadjusted appliance with premolar extraction in Class I crowding. Angle Orthod 78:1043-1049, 2008.

コラム　MBT™システムの治療アウトカム

　大学在職中にMBT™システムの治療アウトカムを調査(未発表)したことがあった．1999年4月1日から2009年3月31日までにMBT™システムによる治療を開始し，ディボンディングしたClass I不正咬合(両側Class I)で資料のそろった120名のうち，大臼歯抜去，埋伏歯，先天性欠如歯，開咬を除外した94名を対象とした．第一小臼歯抜去群69名，抜歯群25名であった．ブラケット装着からすべてのブラケット撤去をエンドポイントとし，動的治療期間について生存時間分析した．

　その結果，抜歯群の平均値39.9か月(中央値は37か月)，非抜歯群30.1か月(中央値29か月)で，平均値で10か月(中央値で8か月)の差があった(図1)．性差，および15歳以前と16歳以降との間に統計学的に有意な差は認められなかった．この結果は，プロトコル[1]を確認して治療した症例の分析である．MBT™システムを本格的に導入してから10年間の症例で古いデータではあるが，大学で研修していた若い矯正歯科医による治療アウトカムである．

　抜歯法では，犬歯の遠心移動や切歯の遠心移動のステップが増え治療期間が延長されたと考えられるが，長期延長症例が目立つ．動的治療期間が延長した症例では，ブラケットの脱離や非抜歯法で進めたが審美的理由で抜歯法に変更された患者側の要因や歯科医師側のブラケットポジションの変更などが確認された(表1)．診断の精度と患者エンゲージメントの向上によって大きく改善できそうである．

参考文献
1) Miyake H, Ryu T, Himuro T: Effects on the Dental Arch Form Using a Preadjusted Appliance with Premolar Extraction in ClassI Crowding Angle Orthod 78：1043-1049, 2008.

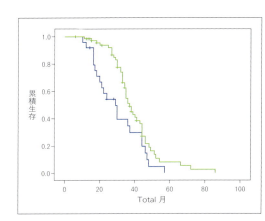

図1　動的治療期間の比較(抜歯／非抜歯)．
青：抜歯群，緑：非抜歯群
Log Rank (Mantel-Cox) P ＝0.023

表1　治療期間延長症例における要因

要因		
	・ブラケット脱離	
	・う蝕発生による治療中断	
	・ブラケットポジションの変更	
	・治療方針の変更	審美的理由で抜歯法に変更
	・予約のキャンセル	
社会的要因(16歳以上)	・通院困難	進学，受験，予備校，転勤，転居
	・出産による治療の中断	

Chapter 5

治療を管理する

5-1 コミュニケーションツールによる治療のモニタリングと評価

Introduction

矯正歯科臨床で作成される口腔内写真やエックス線画像は，デジタル化されて久しく，すでに記録から情報の活用に価値が転換されている[1]．それは得られたデータを意味ある情報に加工して即時的に活用できることを示している．データは評価されていない記号であり，特定の目的に対して評価されたデータを情報という[2]（図5-1-1）．今後増え続ける膨大な臨床情報を解析し，どのように臨床にフィードバックするかが治療成績を向上させる鍵となっている．

1 治療をモニタリングする意義

現在の患者中心の歯科医療には，歯科医師，歯科衛生士，歯科技工士，受付，患者本人，家族がそれぞれの専門性や役割を果たし，協同して治療する体制が必要である．しかし，多くの施設では医療スタッフとの情報共有が障壁となって，チーム医療が効率的に進まない．

こうした問題を解消するために，デジタルデータ管理システムや予約管理システムなどが患者コミュニケーションツールとして応用され始めている（表5-1-1）．かって，口腔内写真は治療前後の記録として撮影され，治療経過中にあまり撮影されず治療過程で役立つことが少なかった．アナログ写真は，現像までに時間がかかり経済的コストが高かった．

カメラのデジタル化によって，これらの課題が解決され，口腔内写真を毎回撮影できるようになった．スマートフォンなどのカメラ機能は，わたしたちの日常生活の記録として写真を撮影するという行動を生み，毎日の食事を撮影するフードロギングが個人の生活で自然に行われている．こうした写真に対する意識変化は，患者自身が気軽に自宅で口腔内写真を撮影していることを示唆している．担当医が口腔内を撮影しなくても，患者や家族が治療による不正咬合歯列の変化を撮影している可能性が高い．

5-1 コミュニケーションツールによる治療のモニタリングと評価

デジタルデータの活用

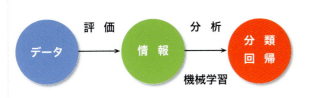

図5-1-1 ビッグデータを用いたAIによる機械学習は，問題を分類したり回帰分析で推論し，治療方針の最適化を図ることを可能とする．

表5-1-1 患者コミュニケーションツールの意義

・治療に対する説明責任の重要性
・診療前後に進捗状況を説明できる
・患者の理解が深まる
・患者の理解は事故防止につながる
・施設内での情報共有
・治療根拠の保存
・治療の質の保証
・患者の継続性
・患者とのインタラクティブな治療の推進
・治療効果をリアルタイムで確認できる

2 写真データを管理する新しいクラウドサービス

　患者コミュニケーションツールのOrthoPics（Bebop Inc., 東京）（https://orthopics.jp/）は，写真データを管理する新しいクラウドサービスの一つである（表5-1-2）．OrthoPicsは，矯正歯科で撮影する口腔内写真の5枚組み（正面観，左右側面観，上下顎咬合面観）などをクラウド上で自動分類しタイムラインとして記録・表示する（表5-1-3）．データは，iPadや大型モニターで患者に問題点や治療経過，治療結果を表示して説明できる[3]（図5-1-2）．口腔内写真は，非言語的に患者とコミュニケーションできる利点がある（表5-1-4）．

　OrthoPicsは，歯科医療に特化した写真管理アプリであるが，診療のたびごとに口腔内写真を撮影し，クラウドで管理することで臨床に新たな価値をもたらしている（図5-1-3）．OrthoPicsの特長は，口腔内写真だけでなく，顔貌写真，セファロ，パノラマエックス線写真をクラウド上で自動分類しタイムラインに割り付け，治療経過をリアルタイムで表示できることにある．改善すべき課題を具体的に医療スタッフや患者と情報共有することで，互いに治療上の問題を視覚的に認識し，患者と共有することができる．診療のたびに撮影した口腔内写真のタイムラインで治療の流れが俯瞰でき，治療全体の進捗状況の推定を可能とさせる．

　またタイムライン表示は，歯科医師や歯科衛生士の治療経験の記録にほかならないので，スタッフ教育などに応用が可能である．タグ付け機能では，任意のタグを設定でき，報告書の作成などの際の検索に大いに役立つ（図5-1-3）．

Chapter5　治療を管理する

OrthoPics の特長とシステムの概要

表5-1-2　OrthoPics の特長

自動認識	・タイムライン表示で治療の変化がひと目でわかる
バックアップ	・自動的にバックアップされる ・画像を改変することなくオリジナルを保存
プレゼンテーション	・外部モニターなど大きな画面でプレゼンテーションできる ・iPad や Web ブラウザで閲覧できる ・写真の大きさや傾きを簡単に補整できる
情報共有	・診療スタッフと情報共有できる ・トラブルへの即時的対応 ・診療支援 ＊患者の閲覧が可能（顎変形症で追加）
セキュリティ	・専門エンジニアによるセキュリティ管理
検索	・任意のタグ付けで検索できる
スタティスティクス	＊平均治療期間，不正咬合別治療期間（実装予定）
クラウドデータセンター	・クラウド上で管理するのでつねに最新の機能を発揮する ・ビッグデータ
コスト	・初期導入や維持管理のコストを軽減する
教育	・新人教育，研究会

表5-1-3　口腔内写真および顔面写真による評価

	撮影部位	評価
口腔内写真	正面	オーバーバイト 上下歯列の正中線
	右側側方歯列	右側側方歯の咬合関係
	左側側方歯列	左側側方歯の咬合関係
	上顎咬合面	上顎歯列弓の左右対称性 歯列弓形状 正中線 叢生・空隙
	下顎咬合面	下歯列弓の左右対称性 歯列弓形状 叢生・空隙
	犬歯側面（右側，左側）	犬歯の前後的関係
	仰視	上下顎切歯の咬合関係
	下顎切歯	下顎切歯切縁の平行性 咬耗 上下顎側方歯の頰舌的傾斜
顔面写真	正面顔	顔面の対称性
	スマイル写真	口腔周囲筋の緊張 上顎切歯の露出
	右側斜顔45°（右側，左側）	顔貌の印象
	側面顔（右側，左側）	顔面の垂直的バランス
	＊オトガイ下頭頂方向（顎変形症で追加）	オトガイの偏位 下顎下縁の対称性 頰部の高さの左右差
姿勢	正面	肩の左右差
	側面（左右側）	猫背
	背面	肩の左右差

5-1 コミュニケーションツールによる治療のモニタリングと評価

OrthoPics のデータ利用

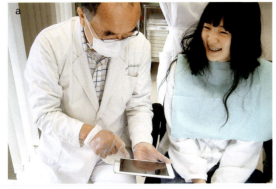
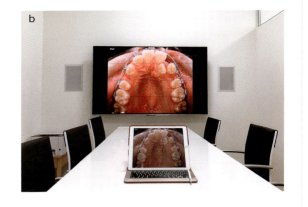

図5-1-2 治療の進行状況を説明.
a：チェアサイドで iPad を用いて説明できる（小児歯科臨床19（7）：12-18, 2014より引用）．
b：大型画面（70インチ 4K TV）で表示．大型画面には，Apple TV を経由して iPad 画像を表示している．

表 5-1-4 視覚的コミュニケーションのベネフィット

・問題を視覚的に共有できる
・非言語的にコミュニケーションできる
・画像で具体的に明示できる
・治療全体での治療段階がわかる

OrthoPics のタイムライン表示

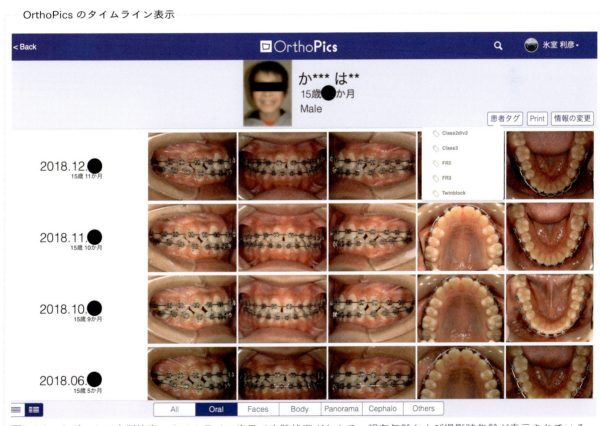

図5-1-3 タグによる症例検索．タイムライン表示で来院状況がわかる．現在年齢および撮影時年齢が表示されている．

151

Chapter5 治療を管理する

3　新しい診療の進め方

　　　　　OrthoPicsによるモニタリングは，今まで見えなかった多くの問題点を浮かび上がらせ，それらの問題の解決に時間が必要なことを気づかせてくれる．

　もっとも問題となるのは，ブラケットの不適切な位置づけである．ブラケットポジションの問題は，治療効果や治療期間に大きく影響するので迅速に修正しなければならない．しかし，ブラケットポジションの問題が顕在化するのは，レベリング・アライニングのアーチワイヤーサイズが大きくなってからで，空隙閉鎖の直前の段階でブラケットの位置修正の作業が多くなってしまう．ブラケットポジションの変更は，再度0.016 HANT，0.019×0.025 HANT，0.019×0.025 SSの順にワイヤーを入れなければならなくなるので，大きな時間的損失となる．

　このように矯正歯科治療のモニタリングは，治療の質を向上させる一方で，治療過程での作業を増加させ，むしろ導入前よりも診療を忙しくさせてしまう．歯科医師が自身の治療をレビューすることは，これまでのように治療の処置で終わってしまっていた診療から，治療終了に向けた歯科医師のもっとも重要な業務である，より効率的で質の高い治療を検討する時間にあてられることになる．経験を記録し問題を検出することは，治療成果の質的向上の鍵となる．とりわけ口腔内写真は，初診時の不正咬合の状況を記録し，その後の治療の変化や傾向を明らかにするため大変重要となる．

　また増加した作業時間は，写真管理アプリを導入することで，写真の入力整理が楽になり，仕事量を軽減できる可能性があるが，OrthoPicsの場合，写真をほぼ自動分類しタイムラインに割り付けるので，画像の拡大や咬合平面の回転などわずかな修正で済む．ミラー反転の設定で自動処理される．こうして削減された作業時間は集中して診断準備に使うことができ，時間の使い方が変わる．

4　治療経過をモニタリングして治療ゴールに向かう

　矯正歯科治療では，治療過程で大量のデータが生み出される．多くの施設では，それらのデータは，断片化して活用されることなく臨床のなかに埋もれているのが現状である．この場合，治療過程で発生する問題の検出力が弱く，同じ問題を繰り返している可能性が高い．治療を効率よく進めるためには，治療過程で早急に問題を解決していく必要がある．PDCAサイクルは，多くの分野でシステムの改善に応用されている手法で（図5-1-4），計画（plan），実行（do），評価（check），改善（act）のサイクルを繰り返して品質管理を改善する手法である．問題解決の筋道は，原因を見つけ，すぐ対策を講じて，成果を評価することに要約される（表5-1-5）．

5-1 コミュニケーションツールによる治療のモニタリングと評価

PDCAサイクルと問題解決の道筋

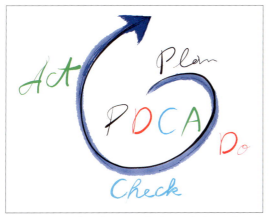

図5-1-4 計画(plan)，実行(do)，評価(check)，改善(act)のサイクルを繰り返す．

表5-1-5 問題解決の筋道

原因を見つける	問題点を見つける
対策を講じる	問題を解決する
成果を評価する	問題が解決されたかリアルタイムに確認する

治療ゴールへの道程

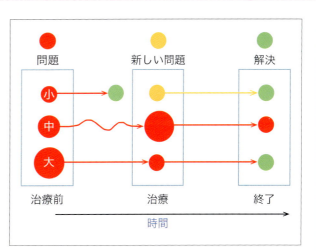

図5-1-5 治療の経験を記録し，治療上の系統的問題と偶発的問題を明らかにして改善することで治療ゴールに導く．

　口腔内写真を用いた矯正歯科治療のモニタリングは，PDCAサイクルを実践することにほかならない．治療の経験を記録し，治療上の系統的問題と偶発的問題を明らかにして改善することで治療ゴールに導く（図5-1-5）．

　口腔内写真については，矯正歯科で一般的な5枚組に加えて下顎切歯の正面観，前歯部咬合の仰視，および左右側の犬歯関係の4枚を加えた9枚を，診療のたびに撮影する[1]のが望ましい（表5-1-3，図5-1-6）．これらの口腔内写真で歯の移動経過を確認して，治療段階での達成目標を評価し，必要な治療内容を確認して次回の診療に備える．

153

Chapter5 治療を管理する

追加すべき口腔内写真

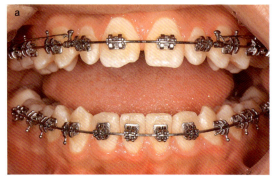
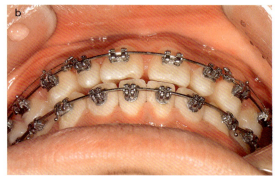
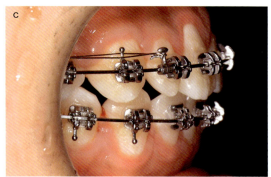
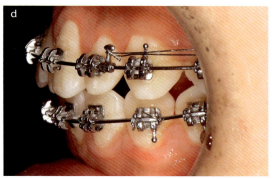

図5-1-6　a：下顎切歯切縁．b：前歯部咬合の仰視．c：右側犬歯関係．d：左側犬歯関係．

5　患者中心の医療と患者エンゲージメント

　　患者エンゲージメント[4,5]の定義は，患者中心の医療と関連して明確ではないが患者の価値観を尊重した臨床決定を共有し，治療について患者自身や家族の積極的参加を促し支援すること[6]，と考えたい．治療への積極的参加には，患者の主体性を引き出す狙いがある．

　　高いエンゲージメントをもつ患者は，自身の治療について意思決定でき，より健康的で良い治療結果を得る傾向があり，治療に対して即応性とオープンでより透明性[7]を求める．治療に対する意欲が治療の質に直接影響する矯正歯科治療において，患者中心の医療と患者エンゲージメントは，質の高い矯正歯科治療を提供するために重要性を増し不可欠なものとなっている．

　　医療提供者は，患者エンゲージメントが施設の理念と行動に左右されるので，治療に対するポリシーを明確に示すことが必要となる．矯正歯科治療の目的や施設の使命を明確に示し，質の高い医療の経験を提供するために，患者とのコミュニケーションを重視し患者の治療への参加を誘発させ，治療に対する主体性を引き出し，共感を得ることが重要となる．

5-1 コミュニケーションツールによる治療のモニタリングと評価

> **S**ummary
>
> 患者コミュニケーションツールによるモニタリングは，治療への患者の積極的参加を引き出し，治療成績の質的向上にきわめて重要である．診療のたびに口腔内写真を撮影し，治療過程で残っている課題を患者とともに共有し治療ゴールを目指す．

参考文献

1) 氷室利彦：プリアジャステッド装置（MBT™ system）を応用したインフォーマティブオーソドンティクスの勧め．大阪歯科大学矯正学講座同門会会報 36：8-22, 2018.
2) 氷室利彦：成長発育期における歯科医療の未来，特集 非対称性の咬合異常を考える．小児歯科臨床 19(7)：12-18, 2014.
3) 氷室利彦：矯正歯科診断，カラーアトラスハンドブック 矯正歯科臨床ヒント集．三浦廣行，葛西一貴，氷室利彦編，クインテッセンス出版，東京，1-25, 2004.
4) Liang L, Cako A, Urquhart R, Straus SE, Wodchis WP, Baker GR, Gagliardi AR: Patient engagement in hospital health service planning and improvement: a scoping review. BMJ Open 2018；8：e018263. doi:10.1136/bmjopen-2017-018263
5) Prey JE, Woollen J, Wilcox L, Sackeim AD, Hripcsak G, Bakken S, Restaino S, Feiner S, Vawdrey DK: Patient engagement in the inpatient setting: a systematic review, Am Med Inform Assoc 2014；21：742-50. doi:10.1136/amiajnl-2013-002141
6) Baker GR, Judd M, Fancott C, Maika C: Creating "Engagement-Capable Environments" in Healthcare, Patient Engagement Catalyzing Improvement and Innovation in Healthcare, Longwoods Publishing Co, Toronto, Canada, 2016.
7) World Health Organization: Patient Engagement, Technical Series on Safer Primary Care. Geneva, Switzerland, 2016. Licence: CC BY-NC-SA 3.0 IGO

コラム｜ビッグデータの機械学習による診断支援に備える

矯正歯科臨床では初診時から治療終了までの顔面写真や口腔内写真，デジタルエックス線写真の画像データが，時系列的に大量に生成されている．しかしデータは断片化されているので，情報を臨床に活用できていないのが実情である．最良の初期治療計画の立案や治療過程で生じるさまざまな問題の最適解を得るために，過去に収集したエックス線画像や口腔内写真のアナログデータ，現在のデジタルデータなどを包括的に分析し，治療に役立てる必要がある．

矯正歯科診断は，不正咬合が遺伝子や後天的要因など多因子で発現するため，原因の追求や治療方針の決定が難しい．しかしAIは，問題が複雑なほどdeep learning（深層学習）により，高い予測性のもとで解決できる特性をもつ．近い将来出現するであろう新しい予防・治療システムに対応するために，わたしたちは大量のデジタルデータの生成と時系列データの蓄積，治療アウトカムの定量化に備えていなければならない．

AIを応用する矯正歯科治療では，診断（治療計画）や評価（治療過程のチェック）の部門をAIが支援し，歯科医師は患者への治療行為と患者エンゲージメント，治療計画の見直しの領域を担う可能性が高い．誤解を恐れずにいえば，高度に分化した専門的知識が必要とされる現在から，専門性を超えた総合的知識・技術をもつ歯科医師の誰もが参入しやすい時代へと，矯正歯科の領域が大きく変わるかもしれない．

5-2 問題を見つける

Introduction　プリアジャステッドアプライアンスによる治療の良い点は，プリスクリプションの初期設定が明確なことにある．その上で治療過程で生じる問題点を検出し，策を講じ，解決された問題，解決されないで残った問題を確認する．問題が3か月間是正されない場合は，他の策を施し，問題が解決したら次へと進む．こうした問題解決を繰り返して治療終了に至る．

1　治療前にう蝕や歯肉炎を見つける

プリアジャステッドアプライアンスの装着前にう蝕が治療され，口腔清掃ができているかを確認することが重要である（図5-2-1）．画像を大きく拡大すると隣接面う蝕が疑わしい（図5-2-1a2）．多方向からできるだけ広範囲に歯面を記録する（図5-2-1a3）．第二大臼歯の咬合面と頬面溝にう蝕がみられる．歯肉炎（図5-2-1b），歯垢の付着や白斑が多数みられる（図5-2-1c）．生活習慣の問題点とカリエスリスクについて説明し十分理解できてからプリアジャステッドアプライアンスを装着する．

治療前にう蝕や歯肉炎を見つける

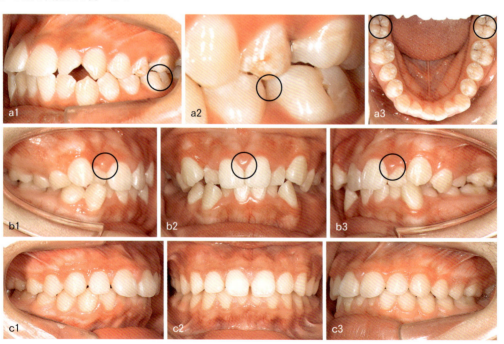

図5-2-1　う蝕が治療され，口腔清掃ができているか有無を確認する．

5-2 問題を見つける

ブラケット周囲の余剰レジンと歯石を見つける

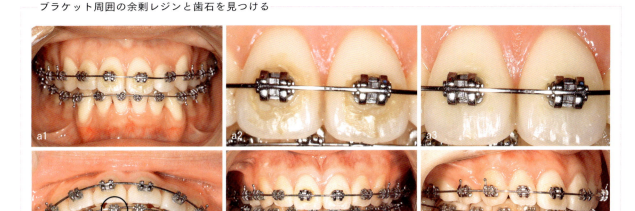

図5-2-2　a：上顎左右側中切歯ブラケット周囲の余剰レジン．b：下顎切歯ブラケット周囲に付着した歯石．

2　ブラケット周囲の余剰レジンと歯石を見つける

　インダイレクトボンディングしたブラケットのベース周囲に，接着材が流れているのがわかる（図5-2-2a1）．画像を拡大すると，接着材がブラケットベース周囲の歯面に広がっていた（図5-2-2a2）．う蝕の原因になるので，ラウンドバーで除去した（図5-2-2a3）．

　仰視でブラケットを下方から観察すると，ブラケットウイングからベースに歯石が付着している（図5-2-2b1）．正面や側面からは確認できない（図5-2-2b2，3）．

3　ブラケットの位置修正と形態修正

　上顎左側側切歯ブラケットの位置づけが正しくない（図5-2-3a）．切縁とブラケットスロットを平行に位置づけた（図5-2-3b）．さらに側切歯の近心面が膨らんでいたので近心面を削合して形態を修正した（図5-2-3c）．

　側方歯がClass II関係を示し（図5-2-4a），Class IIエラスティックスを適用したが改善されなかった（図5-2-4b）．上顎第二小臼歯および上下顎第一大臼歯のブラケットブラケットの位置を修正した（図5-2-4c）．その直後にはClass I関係となり（図5-2-4d），4か月後に垂直エラスティックを適用しセトリングに移行した（図5-2-4e）．4か月間のセトリングを経て（図5-2-4f），16歳7か月時に保定に移行した（図5-2-4g）．保定1年1か月後においても安定した咬合を示した（図5-2-4h）．

Chapter5　治療を管理する

ブラケットの位置修正と形態修正

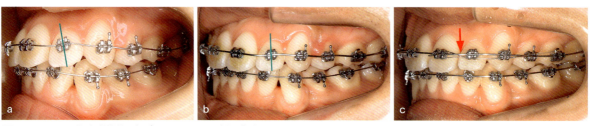

図5-2-3　a：上顎左側側切歯ブラケットは舌側に転位していたので正しく位置づけできなかった．b：ブラケットスロットが切縁に平行になるように位置を修正した．c：側切歯の近心面を削合して形態を修正した．

臼歯部ブラケットの誤った位置づけで生じた Class Ⅱ関係の是正

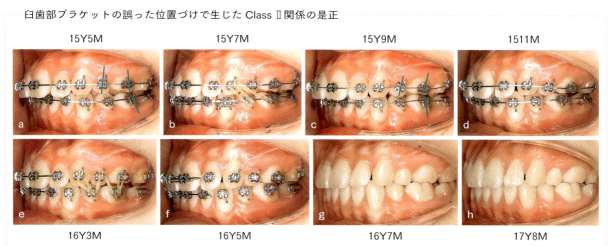

図5-2-4　a：上顎第二小臼歯および上下顎第一大臼歯のブラケットのティップに誤りがあった．b：Class Ⅱエラスティックを適用していた．c：ブラケットのティップを修正した．d：Class Ⅰ関係を達成した．e：垂直エラスティックを適用しセトリングを開始した．f：良好な咬合関係が達成された．g：保定移行時．h：保定1年1か月時．

4　トルクの制御と修正

1．切歯を排列する空隙不足とトルクの制御

　非抜歯で治療する場合，前歯の歯冠が歯列弓形状に適応しなければならないので，歯冠近遠心幅径が大きいと切歯の唇側傾斜や前歯部叢生の問題を起こす．動的治療2年11か月時，下顎切歯－6°トルクに .021×.025 SS Hybrid ワイヤーが装着されている（図5-2-5a）．軽度な前歯部叢生が改善されなかった．2か月後，上下顎歯列とも .016 HANT ワイヤーに変え前歯部を結紮した（図5-2-5b）．さらに捻転の是正のため，.021×.025 HANT Hybrid ワイヤーを2か月間装着後（図5-2-5c）．動的治療3年5か月時に .021×.025 SS Hybrid ワイヤーに変え2か月間装着し前歯部のトルクを制御した（図5-2-5d）．その後，前歯部ワイヤーを残しセトリングした（図5-2-5e）．1か月後に保定に移行した（図5-2-5f）．

5-2 問題を見つける

切歯の排列スペース不足とトルクの制御

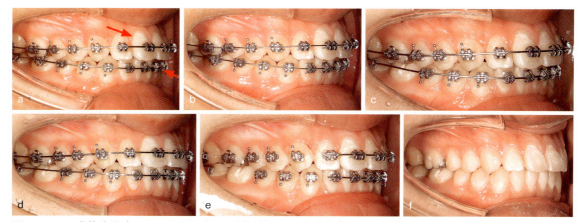

図5-2-5　a：非抜歯治療のため上顎切歯の唇側傾斜と下顎切歯部（－7°トルク）に軽度な叢生を起こした．b：.016 HANTワイヤーの装着と結紮．c：.021×.025 HANT Hybridワイヤーの装着．d：.021×.025 SSワイヤーの装着．e：セトリング開始時．f：保定開始時．

2．上顎犬歯の遠心移動とトルクの修正

上顎犬歯を遠心移動するときに－7°トルクの場合，犬歯歯根が緻密骨に当たり，遠心移動の障害になることがある．犬歯トルクを＋7°あるいは0°とする（⇒図4-2-7参照）．

3．歯列弓形状と切歯歯冠近遠心幅径との不調和に対するトルクの制御

動的治療4か月時，下顎切歯に－6°トルクブラケットをインダイレクトボンディングした（図5-2-6a）．小臼歯を抜去して犬歯を遠心移動したが，動的治療1年10か月時においても左右側中切歯が対称的に捻転し叢生が解消されなかった（図5-2-6b）．その2か月後，右側中切歯のブラケットをディボンディングして，左側中切歯の捻転を是正した（図5-2-6c）．2か月後，再度右側中切歯にボンディングして，.016 HANTワイヤーを装着した（図5-2-6d）．わずかな叢生が残ったので，下顎切歯ブラケットを反転させ＋6°とし.021×.025 HANT Hybridワイヤーを装着した（図5-2-6e）．下顎切歯歯冠が唇側に移動され，動的治療2年7か月時，叢生が是正された（図5-2-6f）．歯冠近遠心幅径が小さいために，－6°のブラケットの作用とともに下顎切歯が舌側に傾斜する力が働いて叢生が発生したと考えられる．

4．上顎大臼歯の遠心移動とトルクロス

右側側方歯のClass II関係を改善するために，オープンコイルスプリングで大臼歯を遠心移動したところ，大臼歯のトルクロスが現れた（図5-2-7a）．上顎臼歯の遠心移動によってアーチワイヤーが拡大しトルクロスを起こしたと考えられる．上顎.019×.025 SS Hybridワイヤーにバッカルルートトルクを付与しクロスエラスティックを適用した（図5-2-7b）．3か月後にトルクが改善された（図5-2-7c）．

Chapter5 治療を管理する

歯列弓形状と切歯歯冠近遠心幅径との不調和に対するトルクの制御

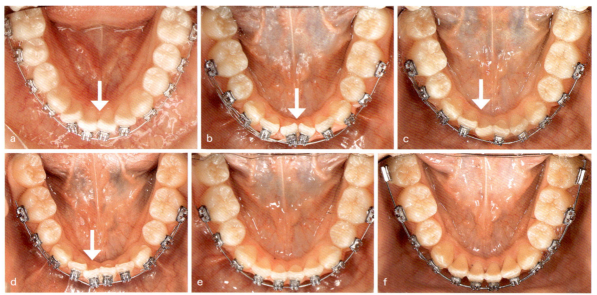

図5-2-6　a：下顎切歯に−6°トルクブラケットをブラケティング．b：動的治療1年10か月時．c：右側中切歯ブラケットのディボンディング．d：右側中切歯のボンディングと .016 HANT ワイヤーの装着．e：下顎切歯ブラケットを反転させ＋6°とし .021×.025 HANT Hybrid ワイヤーの装着．f：動的治療2年7か月時．

上顎大臼歯の遠心移動とトルクロス

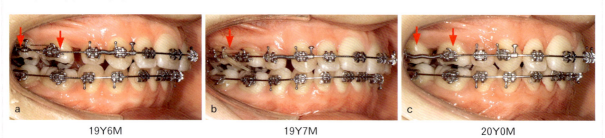

図5-2-7　a：右側側方部の Class II 関係を改善するために，オープンコイルスプリングによる上顎大臼歯の遠心移動．b：バッカルルートトルクの付与とクロスエラスティックの適用．c：トルクの改善．

5　アーチワイヤーの拡大変形と歯列弓形態の拡大

　　　　　プリアジャステッドアプライアンスでは，歯列弓形状を拡大させる傾向がある（図5-2-8a）．治療中にアーチワイヤーが拡大変形する（図5-2-8a）ので，治療前の口腔模型のコピーで形状を確認（図5-2-8b）する．治療前の歯列弓形態に合わせてアーチワイヤーを調整する必要がある（図5-2-8c）．

5-2 問題を見つける

アーチワイヤーの拡大変形と歯列弓形態の拡大

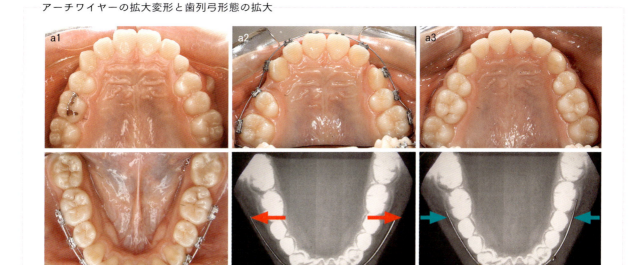

図5-2-8　a1：初診時10歳9か月の男子．a2：上顎歯列動的治療開始時（11歳5か月）．a3：保定移行時（15歳3か月）．
b1：15歳4か月の女子．動的治療2年6か月時．b2：アーチワイヤーの拡大変形．b3：アーチワイヤー形態の修正．

抜歯手順の誤りと犬歯関係の是正

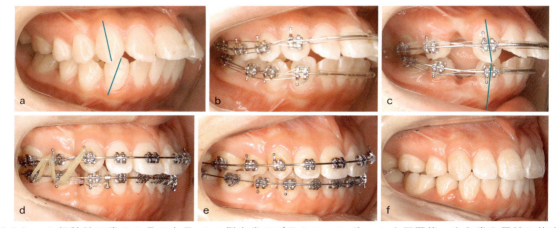

図5-2-9　a：初診時15歳7か月の女子．b：側方歯のブラケティング．c：上下顎第一小臼歯を同時に抜去．
d：動的治療12か月時，ショートClass Ⅱエラスティックスの適用．e：動的治療2年5か月時．f：保定移行時．

6　抜歯手順の誤りと犬歯関係の是正

　　　　15歳7か月の女子（図5-2-9a）．Class Ⅱ不正咬合（i2c2m2）で抜歯法を適用した．側方歯からブラケティングし，動的治療12か月時にショートClass Ⅱエラスティックスを適用した．Class Ⅱ関係の是正にはさらに6か月要し，動的治療2年5か月時，安定した咬合関係を達成した．その2か月後に保定に移行した（図5-2-9a〜f）．

5-3 症例を思考する

Introduction 診断から保定終了の過程でさまざまな問題を解決するための思考が重要である．ここでは叢生を例に問題解決までの方法を検討する．本症例で示された治療は一つの案であり，以下のタスクを通じて治療案について検討してほしい．

1 治療の概要

【初診時23歳11か月の女子】（表5-3-1）

上下顎犬歯の著しい唇側転位を主訴に来院した．顔面写真（図5-3-1），口腔内写真（図5-3-2），セファログラムおよびパノラマエックス線写真（図5-3-3），セファロ分析結果（表5-3-2）および模型分析（図5-3-4）を示す．前歯部の著しいアーチレングスディスクレパンシーから明らかに抜歯症例である（図5-3-2a）．動的治療に23か月間を要し，保定2年を経過して歯列弓の大きさは安定している（表5-3-3）．

表5-3-1 臨床的評価

顔貌／骨格パターン	上顎の前後的位置	前突
	下顎の前後的位置	前突
	下顎下縁平面	標準
	下顔面高	—
	オトガイ下軟組織	—
歯／咬合	上顎切歯	唇側傾斜
	下顎切歯	標準
	上顎歯列	前歯部狭窄
	上下顎大臼歯の前後的関係	Class Ⅱ
	上下顎犬歯の前後的関係	Class Ⅰ
	OB／OJ	標準／標準
	二態咬合	—
口唇／オトガイ	鼻柱口唇角	標準
	オトガイ唇溝角	標準
	口唇閉鎖	可能
	下唇ライン	標準
	厚み	標準
	緊張度	—
	オトガイ筋	—
扁桃／呼吸	アデノイド肥大	—
	口蓋扁桃肥大	—
	呼吸	鼻呼吸
口腔習癖／嚥下／舌	母指吸引癖	—
	舌	—
	口唇	—
発音	発音異常	—

5-3 症例を思考する

顔貌写真と口腔内写真（レベリング・アライニング）

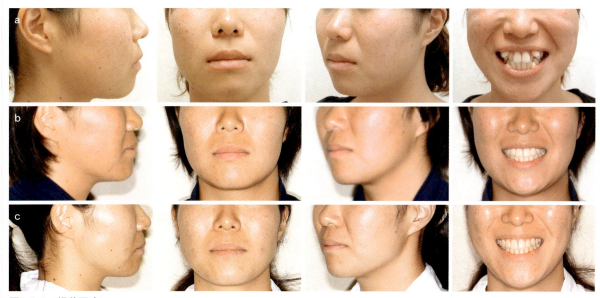

図5-3-1　顔貌写真．
a：初診時．b：動的治療終了時．c：保定2年終了時．

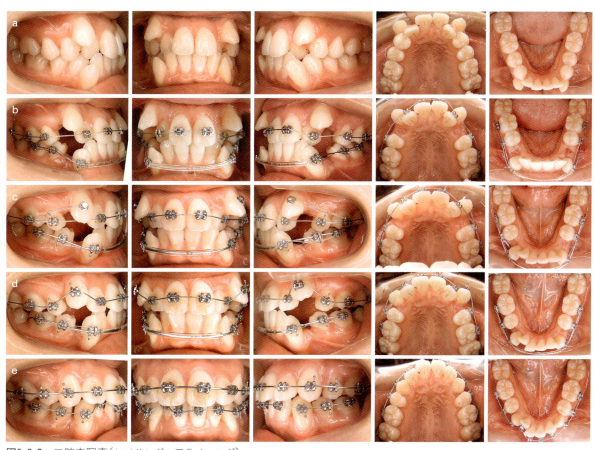

図5-3-2　口腔内写真（レベリング・アライニング）
a：初診時．b：動的治療開始1か月時．c：上顎犬歯牽引開始時，動的治療開始2か月時．d：上顎犬歯ブラケティング時，動的治療開始4か月時．e：下顎切歯ブラケティング時，動的治療開始8か月時．

Chapter5　治療を管理する

セファログラムおよびパノラマエックス線写真

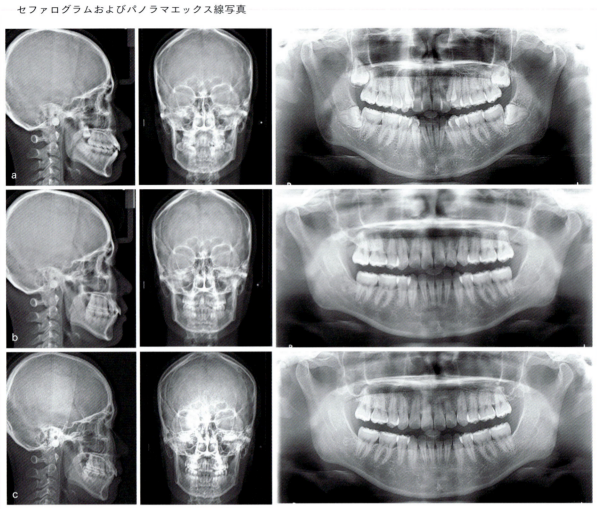

図5-3-3　a：初診時．b：動的治療終了時．c：保定2年終了時．

表5-3-2　セファロ分析

計測項目	標準値	治療前 (a)	保定開始時 (b)	変化量 (b-a)	最終観察時 (c)	変化量 (c-b)
SNA（°）	82	86	86	0	86	0
SNB（°）	80	82	82.5	0.5	83	0.5
ANB（°）	2	4	3.5	−0.5	3	−0.5
A-N ⊥ FH (mm)	0	5	4.5	−0.5	5	0.5
Pog ⊥ FH (mm)	−4	−1.5	−2	−0.5	2	4
Wits (mm)	−1	−3	−1	2	0.3	1.3
GoGn to SN（°）	32	35.8	34.3	−1.5	34.8	0.5
FMA（°）	26	28	26.2	−1.8	25.3	0.9
MM angle（°）	28	26	23.8	−2.2	23.5	−0.3
U1 to A-Pog (mm)	6	10	10	0	10	0
L1 ro A-Pog (mm)	2	6	4	−2	6	2
U1 to Max plane（°）	110	121	119.5	−1.5	122	0.5
L1 to Mand plane（°）	95	93.5	90	−3.5	91.5	1.5

5-3 症例を思考する

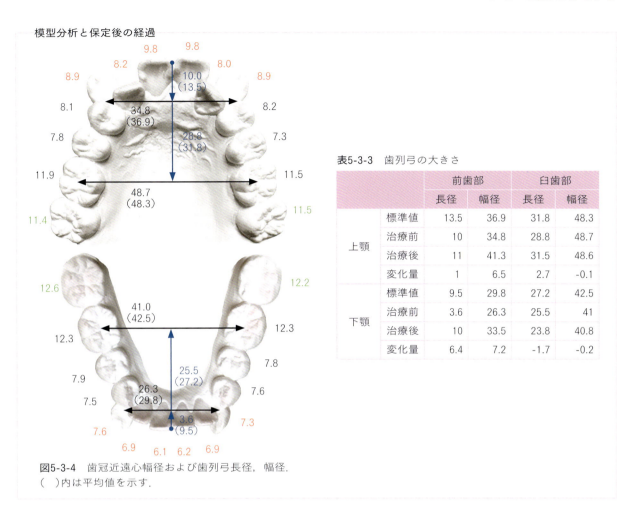

模型分析と保定後の経過

表5-3-3　歯列弓の大きさ

		前歯部		臼歯部	
		長径	幅径	長径	幅径
上顎	標準値	13.5	36.9	31.8	48.3
	治療前	10	34.8	28.8	48.7
	治療後	11	41.3	31.5	48.6
	変化量	1	6.5	2.7	-0.1
下顎	標準値	9.5	29.8	27.2	42.5
	治療前	3.6	26.3	25.5	41
	治療後	10	33.5	23.8	40.8
	変化量	6.4	7.2	-1.7	-0.2

図5-3-4　歯冠近遠心幅径および歯列弓長径，幅径．
（　）内は平均値を示す．

タスク1：上下顎歯列弓の近遠心的関係を分類する（⇒4-5を参照）
・口腔内写真（図5-3-2a）

タスク2：前歯ブラケットを選択する（⇒4-2を参照）
・口腔内写真（図5-3-2a）
・セファログラム（図5-3-3a）およびセファロ分析（表5-3-2）

タスク3：Dental VTO を完成させる（⇒4-6を参照）
・アーチレングスディスクレパンシー（図5-3-2a，図5-3-4，図5-3-5，図5-3-6，図5-3-7）

タスク4：アーチフォームを選択する（⇒4-4を参照）
・上下顎咬合面観（図5-3-8）

タスク5：治療アルゴリズムを決める（⇒4-1を参照）
・ブラケティングの手順：ワイヤーシークエンス（表5-3-4）

Chapter5 治療を管理する

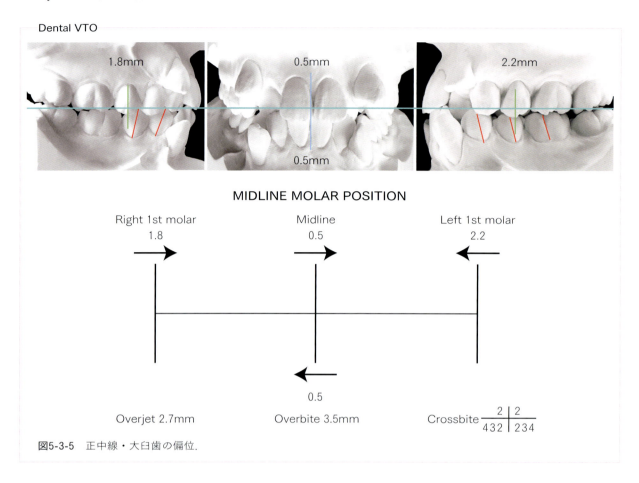

図5-3-5 正中線・大臼歯の偏位.

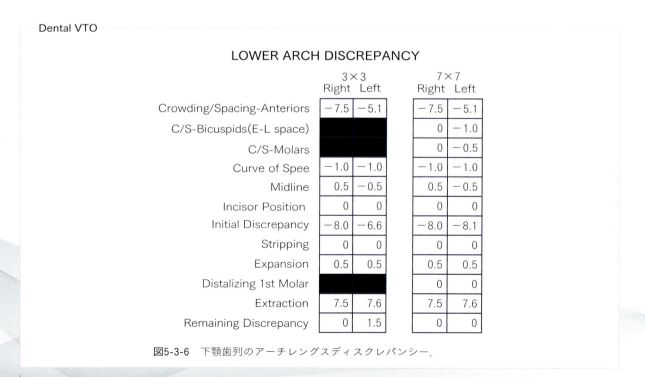

図5-3-6 下顎歯列のアーチレングスディスクレパンシー.

5-3 症例を思考する

Dental VTO

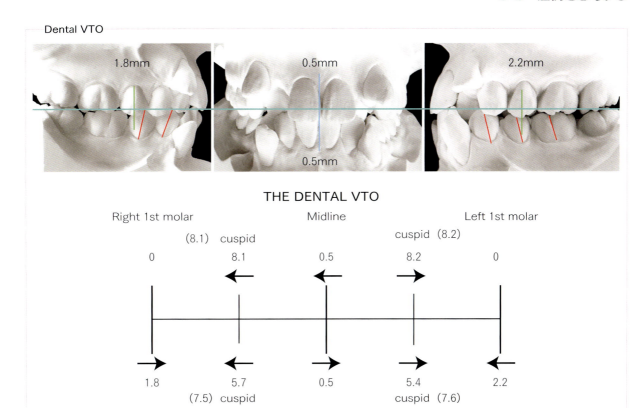

図5-3-7

アーチフォームの選択

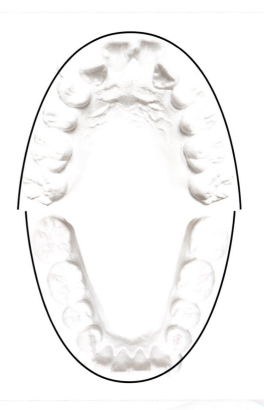

図5-3-8 アーチフォームの選択．テーパード，オーボイド，スクエア形状の3種類のアーチフォームから，前歯部唇側面の形状におおよそ合うものを選択する．.019×.025 SS ワイヤーで臼歯部の形態が合わない場合，大きさを調整して臼歯部に適合させる．

Chapter5 治療を管理する

表5-3-4 イベント／ワイヤーシークエンス

上顎歯列			下顎歯列		
イベント	ワイヤー	適用期間(m)／動的治療期間(M)	イベント	ワイヤー	適用期間(m)／動的治療期間(M)
4│4 抜歯		／－1M	4│ 抜歯		／－3M
			│4 抜歯		
インダイレクトボンディング	.016 HANT	4m／0	下顎側方歯インダイレクトボンディング・│3 ダイレクトボンディング	.016 HANT	0
3│3 ボタン，ダイレクトボンディングアクティブタイバック		1m／2M	3│3 アクティブタイバック	.021×.025 SE Hybrid	1M
│3 ブラケット，ダイレクトボンディング	.016 HANT	2m／4M			
	.021×.025 SE Hybrid	3m／6M		.021×.025 SS	2m／4M
			切歯インダイレクトボンディング	.016 HANT	2m／6M
2│5 ブラケット位置修正	.016 HANT	1m／9M	3│2 ブラケット位置修正		7M
	.021×.025 SE Hybrid	6m／10M	7│7 ダイレクトボンディング	.016 HANT	1m／8M
				.021×.025 SE Hybrid	5m／9M
ショート Class III エラスティック，1／2",3－1／2 oz					
│2 位置修正，│2 近心面削合		15M			
│1 舌側面辺縁隆線削合	.021×.025 SS	5m／16M		.021×.025 SS	5m／15M
ディボンディング保定開始		21M	ディボンディング保定開始		5m／20M
保定終了		24m／45M			24m／44M

2　治療方針の要点

1．正中線の確定

スマイル写真から顔面の正中を判断すると上顎中切歯は左側傾斜し下顎中切歯は右側に傾斜している（図5-3-9）．歯根は正中線上に位置しているように見える．実際には，0.5mm 以内の偏位については無視してかまわない．

2．臼歯部の近遠心的関係の評価

第一大臼歯は Class I 関係を示しているが，上顎第二小臼歯の近遠心的関係は Class II で"m2"と分類した（図5-3-5）．したがって上顎臼歯を遠心移動することは治療期間を考えると現実的ではないので，下顎臼歯を近心に移動する必要がある．

正中線の確定

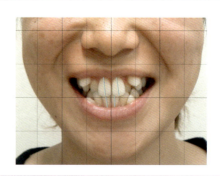

図5-3-9　正中線の偏位と中切歯のティップ．

前歯トルク選択シート

		右側			左側		
		犬歯	側切歯	中切歯	中切歯	側切歯	犬歯
上顎		● −7	● +10	● +14	● +14	● +10	● −7
		○ 0	○ −10			○ −10	○ 0
		○ +7					○ +7
下顎		● −6	● −6	● −6	● −6	● −6	● −6
		○ 0	○ +6	○ +6	○ +6	○ +6	○ 0
		○ +6					○ +6

図5-3-10　選択した前歯のトルク．

3．前歯トルクの選択

　上顎犬歯は，唇側傾斜しているが歯根が歯槽骨内の中央に位置していると思われる．側切歯歯根は犬歯歯根に近接していると思われる．側切歯歯冠が口蓋側に傾斜しているが，歯根部は歯槽基底内に位置していると思われる．そこで側切歯のトルクは，−10°トルクとすると犬歯歯根との接触が危惧されるので，通常の10°トルクとした．上顎犬歯歯冠は唇側にあり，歯冠を舌側に移動させる必要があり，トルクは−7°とした（図5-3-10）．

　セファロ分析で下顎切歯は標準の傾斜度を呈しているが，L1 to A-Pogは6mmと切縁は唇側に位置しているので，下顎切歯のトルクを−6°とし唇側への傾斜を回避することとした．下顎犬歯歯根は，歯軸から推測すると歯槽基底内にあり歯冠が唇側に傾斜していると考えられる．下顎犬歯のトルクは，歯冠を歯列内に誘導するために−6°トルクとした．

4．叢生量

　前歯部の叢生量については，右側は犬歯の歯冠近遠心幅径の−7.5mm，左側は犬歯第一小臼歯間に2.2mmの空隙があるので，その分を減じて−5.1mmとした．下顎左側臼歯部は近心傾斜しており，Class Ⅱ関係を呈しているので，近心に移動させるための空隙が必要である（図5-3-6）．

5．ボルトン分析

　前歯部および第一大臼歯までの歯列全体において，上顎歯が下顎歯よりも歯冠近遠心幅径が大きいことを示した（図5-3-8）．

6．歯列弓形態

　上下顎歯列弓については，前歯部の長径および幅径において，上下顎歯列とも小さな値を示していた（図5-3-4）．下顎左側臼歯の近心傾斜を示す（図5-3-5）．

Chapter5　治療を管理する

動的治療中に発見した問題

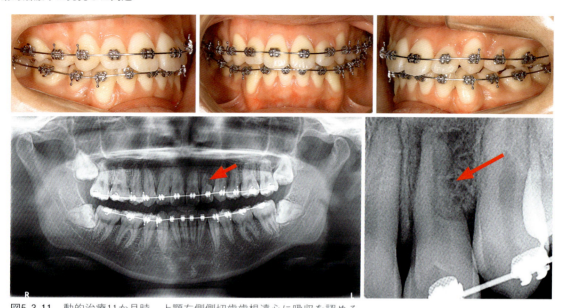

図5-3-11　動的治療11か月時，上顎左側側切歯歯根遠心に吸収を認める．

7．治療方針・治療経過
抜歯法か非抜歯法か？

8．レベリング・アライニング
　パノラマエックス線写真で上顎左側側切歯遠心歯根に吸収像を確認できる（図5-3-11）．初診時のパノラマエックス線では，上顎左側犬歯歯冠部が重なり歯根の一部が吸収しているようにも見える（図5-3-3a）．咬合面方向からの一連の側切歯の移動を観察すると，側切歯歯根遠心は接触していないように見える（図5-3-2a）．

9．フィニッシング・細部調整
　側方歯のショートClass Ⅲエラスティックを4か月間使用した（図5-3-12a）．上顎中切歯舌側の辺縁隆線を削合した（図5-3-13b）．左側側切歯の近心面も削合し形態を修正した（⇒図5-2-3c 参照）．

10．治療のレビュー
　側切歯をブラケッティングしたことで，犬歯舌側歯冠部と接触した可能性も否定できない．叢生症例では，歯冠形態に問題があり，歯冠形態の修正が必要となる．緊密な咬合を達成するためには，上顎臼歯の削合が必要だった．
　なお，上顎側切歯口蓋側転位症例では小臼歯の抜去を優先させる．切歯をブラケッティングするが側切歯のブラケッティングは犬歯歯根との接触をさけるためにタイミングに注意する．

5-3 症例を思考する

フィニッシング・細部調整および保定

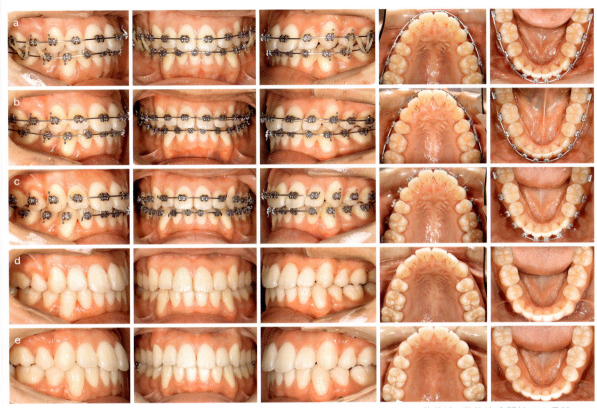

図5-3-12　a：エラスティック開始時．b：上下顎歯列．021.×025 SS Hybrid ワイヤー装着時，動的治療開始16か月時．c：セトリング開始時，動的治療開始20か月時．d：保定開始時，動的治療開始21か月時．e：保定終了時，保定開始31か月時．

中切歯辺縁隆線の削合

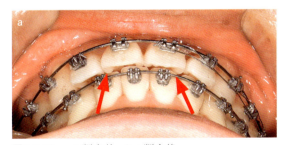
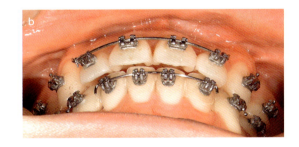

図5-3-13　a：削合前．b：削合後．

<タスクの参考値>

　上下顎歯列の近遠心的分類：i1c1m2，アンテリアレシオ：76.5％，上顎前歯は下顎前歯に対して0.6mm大きいと推定される．オーバーオールレシオ：88.9％，上顎歯は下顎歯に対して2.4mm大きいと推定される．

INDEX

［ア］
Andrews の 5 つの研究課題	28
Andrews のシステム	25
Andrews プレーン	30
Angle	22, 44
アーチフォームの選択	110
アーチワイヤーフック	61
アーチワイヤーの拡大変形	161
アクティブタイバック	61
アライニング	70
アンカレッジコントロール	55
アンテリアレシオ	139

［イ］
イン-アウト	43
インダイレクトボンディング法	108

［エ］
FA ポイント	30
FM アングル	80
MBT™ システム	50
──のフィロソフィー	52
MM アングル	80
SWA	34, 48
エッジワイズ法	10, 22
エラスティック	62
──モジュール	84

［オ］
オーバーオールレシオ	139
オーバージェットリダクション	82
オーバーバイトコントロール	80

［カ］
過蓋咬合	80
開咬	80
患者エンゲージメント	154

［ク］
Class Ⅰ不正咬合	94
Class Ⅱ div.1 不正咬合	96
Class Ⅱ div.2 不正咬合	98
Class Ⅲ不正咬合	98
Glendon Terwilliger	24
クラウンアンギュレーション	30
クラウンインクリネーション	31
グループ移動	57, 87
クロージングループ	84
空隙閉鎖	54, 57, 84

［ケ］
結紮線	62
犬歯のレースバック	55, 61

［コ］
コンタクトアングル	86

［シ］
Jarabak	24
歯列弓長径	43
歯列弓幅径	43

［ス］
Spee カーブ	80, 129
Swain	23
スタンダードエッジワイズ法	10
ストリッピング	140
ストレートワイヤーアプライアンス	22
ステム	31
スライディングメカニクス	54, 61, 84
スロット	31
──ポイント	32

［セ］
セトリング	90

［タ］
タイウィング	31

［ツ］
Tweed	25

［テ］
Dental VTO	124

INDEX

──の手順	128
ティップ	11, 30, 34, 39, 66
デンタルコンペンセーション	15

[ト]

Trevisi	26
トゥースサイズレシオ	60, 138
トルク	11, 31, 34, 40, 68
──インベース	32
──の修正	158
──ロス	159

[ニ]

Ni-Ti ワイヤー	58

[ハ]

パッシブタイバック	18, 61
パラタルルートトルク	101
抜歯手順の誤り	161

[ヒ]

PDCA サイクル	153

[フ]

フィニッシング	88
ブラケット各部の名称	31
ブラケットのあそび	60
ブラケットの位置づけ	107
──のエラー	106
ブラケットの選択	100
ブラケットハイト	108
ブラケットベース	31
ブラックトライアングル	15
プリアジャステッドアプライアンス	11
──の歴史	48
プリスクリプション	11

[ヘ]

Bennett	26
ベース	31
──ポイント	32
ベンドバック	61, 74

[ホ]

Holdaway	24
ボルトン分析	138
保定	90

[マ]

McLaughlin	26
── Bennett 5.0システム	69
摩擦抵抗	58

[ミ]

Midline Molar Position	128

[モ]

モジュール	6

[ラ]

Lang	24
line of occlusion	44
ラウンドワイヤー	58
ラビアルルートトルク	

[リ]

臨床歯冠	30

[ル]

Lewis	23

[レ]

レースバック	55, 74
レクタンギュラーワイヤー	59
レスポンスベースドオーソドンティクス	14
レベリング	70

[ロ]

Lower Arch Discrepancy	128
Roth	25
ローラーコースター効果	54

[ワ]

ワゴンホイール効果	32

【著者略歴】

氷室　利彦（Toshihiko Himuro）

1978年3月　東北歯科大学（現奥羽大学歯学部）卒業
1991年〜1992年　米国ロマリンダ大学客員講師
1992年〜1999年　奥羽大学歯学部助教授
1993年〜1999年　奥羽大学大学院助教授
1999年〜2012年　奥羽大学歯学部教授（歯科矯正学），奥羽大学大学院教授（顎顔面口腔矯正学）
2007年〜2013年　東北大学歯学部非常勤講師
2016年〜2019年　福島医療専門学校非常勤講師

〈学会関係〉
2001年〜2002年，2004年〜2008年，2012年〜2018年　（公社）日本矯正歯科学会理事
2012年〜2018年　東北矯正歯科学会会長
2019年　東北矯正歯科学会評議員
（一社）日本口蓋裂学会名誉会員
（特非）日本顎変形症学会名誉会員

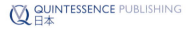

プリアジャステッドアプライアンスの治療とモニタリング
不正咬合の解決策を思考する

2019年6月10日　第1版第1刷発行

著　　者　氷室利彦
　　　　　(ひむろとしひこ)

発 行 人　北峯康充

発 行 所　クインテッセンス出版株式会社
　　　　　東京都文京区本郷3丁目2番6号　〒113-0033
　　　　　クイントハウスビル　電話(03)5842-2270(代表)
　　　　　　　　　　　　　　　　(03)5842-2272(営業部)
　　　　　　　　　　　　　　　　(03)5842-2279(編集部)
　　　　　web page address　https://www.quint-j.co.jp/

印刷・製本　サン美術印刷株式会社

ⓒ2019　クインテッセンス出版株式会社　　　　　禁無断転載・複写
Printed in Japan　　　　　　　　　　　　　　　落丁本・乱丁本はお取り替えします
ISBN978-4-7812-0688-2　C3047　　　　　　　　定価はカバーに表示してあります